肿瘤重症诊治流程

主　编　张艳明　贾爱芹　郭淑明
副主编　杨　林　范甲卯　狄丕文　张子旋
编　者　（按姓氏笔画排序）

王　玮	王　静	王　霞	王志恒	尹杰荣
令狐红霞	米希茂	李秋莉	李晓飞	杨　林
狄丕文	宋淑英	张　信	张　慧	张子旋
张东峰	张凯宁	张艳明	张晓晶	张慧娟
陈　琴	陈美凤	范甲卯	赵学红	柯　娟
段雪琴	贺红杰	贾爱芹	郭华丽	郭淑明
黄　敏	彭　波	翟玉峰	薛青梅	戴红果

科学出版社

北京

内 容 简 介

　　本书介绍了各系统肿瘤患者急重症的诊断、治疗及诊治流程，内容涵盖呼吸系统、消化系统、心血管系统、神经系统、血液系统、代谢性疾病及肾脏和泌尿系统常见急重症的诊断和治疗，癌症疼痛治疗，肿瘤患者营养治疗，肿瘤患者心理治疗，中医药在肿瘤中的应用，以及肿瘤重症患者的护理等内容。体现了作者的经验和相关专业最新进展。

　　本书对肿瘤科、内科、全科医师规范诊治流程，提高工作效率具有指导意义，可供各级医院从事肿瘤诊治的人员参考使用。

图书在版编目（CIP）数据

肿瘤重症诊治流程 / 张艳明，贾爱芹，郭淑明主编. —北京：科学出版社，2019.1
　ISBN 978-7-03-059841-7

　Ⅰ.①肿…　Ⅱ.①张…②贾…③郭…　Ⅲ.①肿瘤－险症－诊疗
Ⅳ.①R730.59

　中国版本图书馆CIP数据核字（2018）第268574号

責任编辑：张利峰　郝文娜／责任校对：赵桂芬
责任印制：徐晓晨／封面设计：龙　岩

版权所有，违者必究，未经本社许可，数字图书馆不得使用

科 学 出 版 社 出版
北京东黄城根北街 16 号
邮政编码：100717
http://www.sciencep.com

北京虎彩文化传播有限公司 印刷
科学出版社发行　各地新华书店经销
*
2019 年 1 月第 一 版　开本：890×1240　1/32
2019 年 12 月第二次印刷　印张：5 1/2
字数：201 000
定价：45.00 元
（如有印装质量问题，我社负责调换）

前　言

　　肿瘤是严重危害人类生命、健康的常见多发病，肿瘤急危重症是指肿瘤患者在疾病过程中发生的一切危象或危重合并症。晚期肿瘤患者，由于肿瘤的扩散与转移，更易突发各种急危重症，如得不到及时正确的诊断和处理，很有可能危及患者生命。而相当一部分发生肿瘤急危重症的患者经过及时、恰当的治疗，缓解了病情，延长了生存期。目前，有不少临床医师对肿瘤急危重症还缺乏足够的认识。鉴于此种情况，我们参考大量国内外文献，结合多年临床经验，编写了《肿瘤重症诊治流程》一书。

　　本书从各种常见肿瘤急危重症的临床表现、诊断、治疗及诊治流程等方面入手，在急诊医学的基础理论、基本知识和基本技能的基础上，重点介绍了临床急救经验和现代急救新成果在肿瘤患者急危重症中的应用，以理论够用、突出技能、重在实用为原则，以综合救治、疗效优先为基本思路，采用流程图的形式编写，直观、实用，希望能对基层医院从事肿瘤诊治的医务人员起到一定的指导作用。

　　本书若有不足之处，希望读者批评指正，以便再版时改正。

临汾市中心医院肿瘤科主任　主任医师　张艳明

2018 年 6 月 10 日

目　　录

第1章

呼吸系统

第一节 大咯血诊治

咯血是指喉及喉以下的呼吸道（喉腔、气管、支气管和肺组织）出血且经咳嗽动作由口腔咯出。大咯血是指 1 次咯血量超过 100ml，或 24h 内咯血量超过 600ml 者。对久病体衰或年迈咳嗽乏力者，即使是少量咯血亦可造成患者窒息死亡，故对这类患者亦应按照大咯血的救治原则进行救治。

一、咯血的临床表现

咯血的症状轻重，除原发疾病的性质外，主要取决于咯血的程度及其发生的速度，咯血情况包括痰中带血、整口血痰或咯出鲜血。患者在咯血前常有咽喉部痒感、胸闷、咳嗽等症状；大咯血时，可有血压下降、出冷汗、脉搏细速、呼吸急促浅表、颜面苍白、恐惧感等。

二、诊断

根据每日咯血量可将咯血分为小量（< 100ml）、中等量（100 ~ 600ml）和大量（> 600ml）；根据每次咯血量可将咯血分为小量（< 50ml）、中等量（50 ~ 100ml）及大量（> 100ml）。

三、治疗

原则：止血、保持呼吸道通畅、进行病因抢治。

1. **一般处理**　医护人员应指导患者取患侧卧位，并做好解释工作，消除患者的紧张和恐惧心理。咯血期间，应尽可能减少一些不必要的搬动，以免途中因颠簸加重出血，窒息致死。同时，还应鼓励患者咯出滞留在呼吸道的陈血，以免造成呼吸道阻塞和肺不张。如患者精神过度紧张，可用小剂量镇静药。对频发或剧烈咳嗽者，可给予镇咳药。必要时可给予可待因口服。但对年老体弱患者，不宜服用镇咳药。对肺功能不全者，禁用吗啡，以免抑制咳嗽反射，造成窒息。患者胸部可放置冷水袋临时压迫止血。

2. **止血治疗**

(1) 药物止血：①垂体后叶素可直接作用于血管平滑肌，具有强烈的血管收缩作用。用药后由于肺小动脉的收缩，肺内血流量锐减，肺循环压力降低，从而有利于肺血管破裂处血凝块的形成，达到止血目的。②血管扩张剂通过扩张肺血管，降低肺动脉压、肺动脉楔压；同时体循环血管阻力下降，回心血量减少，肺内血液分流到四肢及内脏循环当中，起到"内放血"的作用，造成肺动脉和支气管动脉压力降低，达到止血目的。对于使用垂体后叶素禁忌的高血压、冠状动脉粥样硬化性心脏病（简称冠心病）、肺源性心脏病（简称肺心病）等患者及妊娠女性尤为适用。对血容量不足患者，应在补足血容量的基础上再用此药。③阿托品、山莨菪碱对大咯血患者亦有较好的止血效果。④一般止血药主要通过改善凝血机制、加强毛细血管及血小板功能而起作用。

(2) 支气管镜的应用：对采用药物治疗效果不佳的顽固性大咯血患者，应及时进行纤维支气管镜检查。目前借助支气管镜常用的止血措施有：①支气管灌洗；②局部用药；③气囊填塞。

(3) 选择性支气管动脉栓塞术：根据肺部受支气管动脉和肺动脉的双重血供，两套循环系统间常存在潜在交通管道，并具有时相调节或相互补偿的功能。当支气管动脉栓塞后，一般不会引起支气管与肺组织的坏死，这就为支气管动脉栓塞术治疗大咯血提供了客观依据。尤其是对于双侧病变或多部位出血；心、肺功能较差不能耐受手术或晚期肺癌侵及纵隔和大血管者，动脉栓塞治疗是一种较好的替代手术治疗的方法。

(4) 放射治疗（简称放疗）：对不适合手术及支气管动脉栓塞的晚

期肺癌及部分肺部曲菌感染引起的大咯血患者，局限性放疗可能有效。推测放疗可引起照射局部的血管外组织水肿、血管肿胀和坏死，造成血管栓塞和闭锁，从而起到止血效果。

3. 手术治疗 绝大部分大咯血患者，经过上述各项措施的处理后出血都可得到控制。然而，对部分虽经积极的保守治疗，仍难以止血，且其咯血量之大直接威胁生命的患者，应考虑外科手术治疗。

（1）手术适应证：24h 咯血量超过 1500ml，或 24h 内 1 次咯血量达 500ml，经内科治疗无止血作用；反复大咯血，有引起窒息先兆时；一叶肺或一侧肺有明确的慢性不可逆性病变（如支气管扩张、空洞性肺结核、肺脓肿、肺曲菌球等）。

（2）手术禁忌证：两肺广泛的弥漫性病变（如两肺广泛支气管扩张、多发性支气管肺囊肿等）；全身情况差，心、肺功能代偿不全；非原发性肺部病变所引起的咯血。

（3）手术时机的选择：手术之前应对患者进行胸部 X 线片、纤维支气管镜等检查，以明确出血部位。同时应对患者的全身健康状况，心、肺功能有一个全面的评估。对无法接受心、肺功能测试的患者，应根据病史、体检等进行综合判断。尤其是肺切除后肺功能的评估，力求准确。手术时机应选择在咯血的间隙期。此期手术并发症少，成功率高。

4. 并发症处理 患者突然咯血停止，面色苍白，烦躁，随即神志不清，表明发生窒息，多是血块阻塞主气道所致或血液广泛淹溺双肺。窒息抢救措施：应立即取头低足高体位，轻拍背部，以便血块排出，并尽快挖出口、咽、喉、鼻部血块，达到恢复气道通畅的目的，并高流量给氧。

大咯血的紧急处理抢救流程见图 1-1。

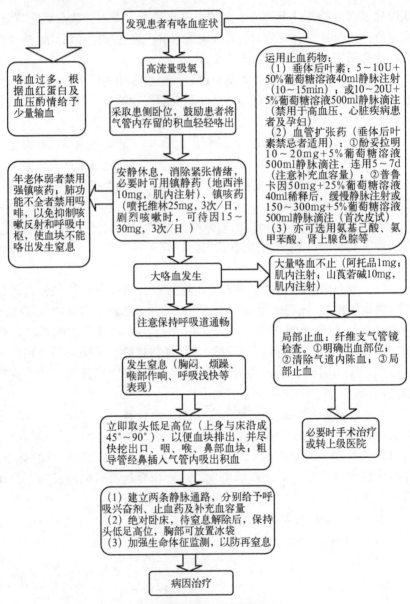

图 1-1 大咯血的紧急处理抢救流程

（张东峰 翟玉峰 张慧娟）

第二节　肺部感染诊治

包括终末气道、肺泡腔及肺间质在内的肺实质炎症，统称为肺部感染，本病病因以感染最为常见，还可由理化、免疫及药物等因素引起。其中肺炎较典型，具有代表性。

一、临床表现

1. **症状**　呼吸困难、体温变化、咳嗽、痰量增多与痰液性状改变。厌氧菌合并其他病原体感染可有厌氧菌感染的临床特征如咳脓臭痰。其他类型的多重感染缺少特征性症状。一般而言，多重感染患者症状更严重。

2. **体征**　胸部病变区叩诊呈浊音或实音；听诊肺泡呼吸音减弱，有管样呼吸音，可闻及湿啰音。

二、诊断、检查

1. 注意有无吸入性损伤、气管切开或插管、误吸、肺水肿、肺不张、休克、手术麻醉、创面侵袭性感染、化脓性血栓性静脉炎等。

2. 注意有无呼吸困难、体温变化、咳嗽、痰量增多与痰液性状改变。

3. 体检：严重烧伤患者，胸部多有烧伤，较难获得准确的胸部体征。因此，应注意仔细检查，有无呼吸变化及啰音等。

4. 为明确感染细菌，应定期做气道分泌物培养，最好做支气管肺泡灌洗液培养，以防止污染。

5. 胸部 X 线检查：肺炎的 X 线表现可分为小病灶性、大病灶性和大叶性三种，其中小病灶性肺炎最常见。

三、治疗

肺炎最常见的是社区获得性肺炎(CAP)。CAP应根据病情严重程度，尽早给予初始经验性抗感染治疗。一般依据患者的年龄、有无基础疾病选择抗菌药物，入院后可根据痰涂片培养的结果调整治疗方案。

1. 青壮年、无基础疾病的 CAP 患者，多为肺炎链球菌、肺炎支原体、流感嗜血杆菌等感染，可选用青霉素类，第一、二代头孢类，大环内酯类，喹诺酮类。如选用阿莫西林 ± 红霉素 / 阿奇霉素 / 克拉霉素；或头孢唑林 2g，每 8h 一次，静脉滴注 ± 阿奇霉素（罗红霉素）口服，疗程 1 ～ 2 周。

2. 对于老年人和有基础疾病的患者，可选用第二代头孢 / 阿莫西林单用或联合大环内酯类。如头孢呋辛 1.5g，每 8h 一次，静脉滴注联合阿奇霉素口服治疗；或者静脉滴注左氧氟沙星等喹诺酮类抗菌药物。

3. 伴有结构性肺病患者，可选用头孢他啶 2g（哌拉西林 2 ～ 4g），每 8h 一次，静脉滴注联合阿米卡星 0.2g，每 8h 一次，静脉滴注治疗。

4. 重症肺炎患者，选用头孢曲松或头孢他啶＋阿奇霉素静脉滴注治疗，必要时及时住院抢救。

5. 对于肺脓肿的患者保持脓液引流通畅至关重要，肺脓肿是由多种病原菌所引起的肺组织化脓性感染。细菌以厌氧菌为主，也可混合金黄色葡萄球菌、链球菌、大肠杆菌等感染。在病原菌明确前应选用能覆盖抗需氧菌和抗厌氧菌的药物，明确后立即调整。这类患者的抗菌药物疗程应为 6 ～ 10 周，或直至临床症状完全消失。治疗原则：①吸入性感染者多以厌氧菌为主，可选择大剂量青霉素 240 万 U，每 6h 一次，静脉滴注或哌拉西林 2 ～ 4g，每 8h 一次，静脉滴注。联合克林霉素 0.6g，每 8h 一次或甲硝唑 0.5g，每 6 ～ 8h 一次，静脉滴注。②血源性感染者，可选择苯唑西林 2g，每 6h 一次，静脉滴注或头孢唑林 2g，每 8h 一次，静脉滴注联合阿米卡星或庆大霉素。③有细菌检验结果后，应结合临床与细菌药敏结果决定调整抗菌药物治疗，疗程应为 6 ～ 10 周，病情稳定后可以改为口服抗菌药物。

肺部感染的诊治流程（院内感染）见图 1-2。

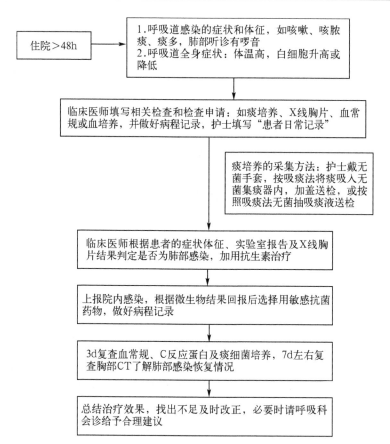

图 1-2 肺部感染的诊治流程（院内感染）

（柯　娟　张　信　张慧娟）

第三节　呼吸困难诊治

呼吸困难是呼吸功能不全的一个重要症状，是患者主观上有空气不足或呼吸费力的感觉；而客观上表现为呼吸频率、深度和节律的改变，可有发绀、端坐呼吸、辅助呼吸肌参与活动，重者鼻翼扇动，张口耸肩。

一、临床表现

1. **肺源性呼吸困难** 系呼吸系统疾病导致的通气、换气功能障碍，临床上分为三种类型。

（1）吸气性呼吸困难：特点是吸气费力，重者或形成"三凹征"，常伴有干咳及高调吸气性喉鸣。

（2）呼气性呼吸困难：特点是呼气费力，呼气时间延长而缓慢，肺部可有啰音。

（3）混合性呼吸困难：特点是吸气和呼气均困难，呼吸频率增快、变浅，常伴有呼吸音减弱或消失，可有病理性呼吸音。

2. **心源性呼吸困难** 主要由左心衰竭或右心衰竭引起，两者发生机制不同，左心衰竭所致呼吸困难较为严重。临床表现为劳累性呼吸困难、端坐呼吸、夜间阵发性呼吸困难、心源性哮喘。

二、诊断

结合患者病史、体征，以及心电图、血清脑利钠肽（BNP）、肌钙蛋白、心脏彩超、X线胸片、D-二聚体、肺功能等检查可进行诊断。怀疑肺栓塞、肺梗死时可选择放射性核素通气血流扫描。心脏核素扫描可以明确心脏病因，辅助判定患者呼吸困难是否为心源性。

三、治疗

根据其病因进行针对性治疗。

1. **肺源性呼吸困难** 适当应用舒张支气管药物，如氨茶碱、β_2受体激动剂；如有过敏因素存在，可适当选用皮质激素；根据病原菌或经验应用有效抗生素，如青霉素、庆大霉素、头孢菌素等；呼吸功能锻炼做腹式呼吸、缩唇深慢呼气，以加强呼吸肌的活动；增加膈肌的活动能力；治疗原发病。

2. **心源性呼吸困难** 控制基本病因和祛除诱因，稳定血流动力学状态，缓解呼吸困难，纠正水、电解质及酸碱平衡紊乱，保护重要脏器。

急性呼吸困难的急救流程见图1-3。

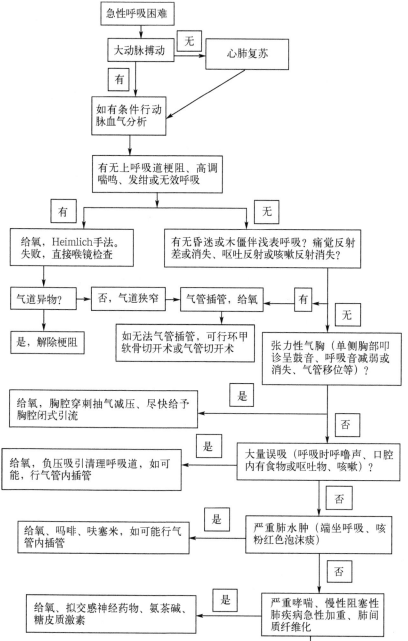

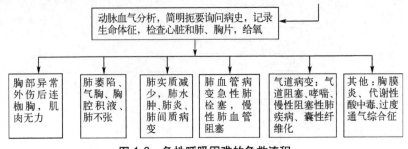

图 1-3　急性呼吸困难的急救流程

（柯　娟　张　信　彭　波）

第四节　呼吸衰竭诊治

呼吸衰竭是指由各种原因导致严重呼吸功能障碍，引起动脉血氧分压（PaO_2）降低，伴或不伴有动脉血二氧化碳分压（$PaCO_2$）增高而出现一系列病理生理紊乱的临床综合征。它是一种功能障碍状态，不是一种疾病，可因肺部疾病引起，也可能是各种疾病的并发症。

一、临床表现

1.多有支气管、肺、胸膜、肺血管、心脏、神经肌肉疾病或严重器质性疾病史。

2.除原发病症状外，主要为缺氧和二氧化碳潴留的表现，如呼吸困难，急促，精神神经症状等，并发肺性脑病时，还可有消化道出血。

3.可有发绀、意识障碍、球结膜充血、水肿、扑翼样震颤、视盘水肿等。

二、诊断

本病主要诊断依据：急性的如溺水、电击、外伤、药物中毒、严重感染、休克；慢性的多继发于慢性呼吸系统疾病，如慢性支气管炎、肺气肿等，结合临床表现、血气分析有助于诊断。

三、治疗

1.病情较轻可在门诊治疗，严重者宜住院治疗，首先积极治疗原发病，有感染时应使用抗生素，去除诱发因素。

2. 保持呼吸道通畅和有效通气量，可给予解除支气管痉挛，以及祛痰药物如沙丁胺醇、硫酸特布他林、乙酰半胱氨酸、盐酸溴己新等，必要时可用尼可刹米、肾上腺皮质激素静脉滴注。

3. 纠正低氧血症，可用鼻导管或面罩吸氧，严重缺氧和伴有二氧化碳潴留 [$PaO_2 < 55mmHg$（$1mmHg=0.133kPa$）]，$PaCO_2$ 明显增高或有严重意识障碍，出现肺性脑病时应使用机械通气以改善低氧血症。

4. 治疗酸碱失衡、心律失常、心力衰竭等并发症。

急性呼吸衰竭的抢救流程见图 1-4。

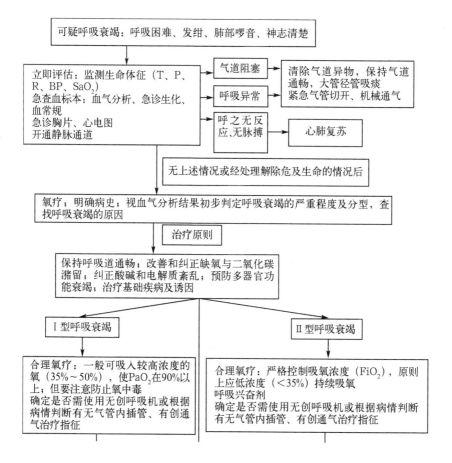

建立通畅的气道
1.清除气道分泌物：给予祛痰药氨溴索等；雾化吸入糜蛋白酶5mg+生理盐水10ml促进痰液排出；体位引流、吸痰等措施，必要时可行纤维支气管镜吸痰
2.解除支气管痉挛：首选短效β受体激动剂治疗，联合抗胆碱药物，严重患者，考虑静脉使用茶碱，注意定期监测茶碱浓度
增加通气量：呼吸兴奋剂的使用，Ⅱ型呼吸衰竭患者出现肺性脑病时可使用呼吸兴奋剂。常用呼吸兴奋剂：可拉明、洛贝林
抗感染：①经验治疗，同时留取痰培养；②根据药物敏感试验结果调整用药
纠正酸碱失调
纠正电解质紊乱
糖皮质激素
防治消化道出血：法莫替丁、洛赛克等
防止休克：针对病因采取相应措施

当经上述综合治疗措施后，呼吸衰竭仍不缓解或病情进一步加重，应尽早施行机械通气

无创机械通气（NPPV）应用指征
1.神志基本清楚、依从性好，有一定的配合和理解能力，气道分泌物少或自主咳嗽、咳痰能力较强，血流动力学稳定或仅需要少许的血管活性药物维持[多巴胺<5μg/(kg·min)]
2.对于病情较轻（动脉血pH<7.35，PCO_2>45mmHg）的患者应早期应用NPPV
3.对于出现轻中度呼吸性酸中毒（7.25<pH<7.35）及明显呼吸困难（辅助呼吸肌参与、呼吸频率>25次/分）的慢性阻塞性肺疾病急性加重（AECOPD）患者，推荐应用NPPV
4.对于出现严重呼吸性酸中毒（pH<7.25）的AECOPD患者，在严密观察的前提下可短时间（1~2h）试用NPPV

有创通气应用指征
1.危及生命的低氧血症（PaO_2<50mmHg或PaO_2/FiO_2<200mmHg）
2.$PaCO_2$进行性升高伴严重酸中毒（pH≤7.20）
3.严重的神志障碍（如昏睡、昏迷或谵妄）
4.严重的呼吸窘迫状态（如呼吸频率>40次/分、矛盾呼吸等）或呼吸抑制（如呼吸频率<8次/分）
5.血流动力学不稳定
6.气道分泌物多且引流障碍，气道保护功能丧失
7.NPPV治疗失败的严重呼吸衰竭患者

常用NPPV模式：持续气道正压通气（CPAP）、PSV+PEEP[通常所称双水平正压通气（Bipap），即主要为此种通气模式]
参数：一般采取适应性调节方式，呼吸相压力从2~4cmH₂O，吸气相压力从4~8cmH₂O开始逐渐上调，待患者耐受后再逐渐上调，直至达到满意的通气水平

常用的模式：A/C、SMV、PSV、SIMV+PSV
参数调节：呼吸频率（f）依不同模式而各异，吸气时间（T_i）或吸呼比（I:E），T_i 0.8~1.2s，I:E与f及Ti有关；潮气量（V_t）：6~10ml/kg；FiO_2能达到目标氧合的适宜浓度，注意避免氧中毒

图1-4 急性呼吸衰竭的抢救流程

（柯 娟 张 信 张慧娟）

第五节　肺血栓栓塞症诊治

一、概述

肺血栓栓塞症（pulmonary thromboembolism，PTE，以下简称肺栓塞）是来自静脉系统或右心的血栓阻塞肺动脉或其分支所致的疾病，以肺循环和呼吸功能障碍为主要临床和病理生理特征。PTE 的血栓大多来源于下肢深静脉血栓形成（deep vein thrombosis，DVT），两者合称静脉血栓栓塞症（venous thromboembolism，VTE）。

VTE 是第三大常见的心血管疾病，总体年发病率为（100～200）/100 000。基于流行病学模型评估，2004 年欧盟六国（人口共 4.544 亿）共有超过 317 000 例死亡与 VTE 相关；在这些患者中，34% 表现为突发猝死性肺栓塞，59% 死于肺栓塞但直至去世前都未能诊断，仅有 7% 的患者在死亡前正确诊断了肺栓塞。由此可见，PTE 并非少见病，其早期诊断、早期治疗至关重要。

亚洲国家 VTE 并不少见，虽既往数据显示亚洲人群 VTE 发病率低于高加索人群，但亚洲地区部分国家尸检 VTE 发病率与西方国家结果相近，低 VTE 发病率主要与过去的认识和诊断不足有关。以我国为例，近年来国内 VTE 的诊断例数迅速增加，绝大部分医院所诊断的 VTE 病例数较 10 年前有 10～30 倍的增长。来自国内 60 家大型医院的统计资料显示，住院患者中 PTE 的比例从 1997 年的 0.26‰ 上升到 2008 年的 1.45‰。

二、诊断

肺栓塞的诊断包括疑诊、确诊、求因与危险分层。

1. 疑诊

（1）病史采集及查体

1）病史采集：注意有无发生血栓的危险因素（如近期手术、外伤、制动、长途旅行、避孕药应用、激素替代治疗、长期利尿治疗、活动性肿瘤、易栓症等）。

2）查体：生命体征、肺部体征、颈部静脉、肝脏触诊、肝颈静脉回流征、有无静脉曲张、双侧下肢周径（髌骨下缘 10cm，髌骨上缘 15cm）。

（2）入院常规检查项目

1）常规检验：血尿便常规、血型、生化、凝血（含 D- 二聚体）、心肌梗死四项 [含 N 末端脑钠肽前体（NT-proBNP）或 BNP]。

2）血栓发病危险因素相关检验：蛋白 C、蛋白 S、抗凝血酶、肿瘤标志物、抗心磷脂抗体、抗 β_2 糖蛋白抗体、狼疮抗凝物、自身抗体谱（根据情况）、肿瘤标志物。

3）规检查：心电图、超声心动图、双下肢静脉超声、腹部超声。

2. 确诊　可明确诊断的影像学检查：CT 肺动脉造影（CTPA）、肺通气 - 灌注显像（V/Q 扫描）、MR 肺动脉造影、肺动脉造影。首选 CTPA，妊娠状态、碘造影剂过敏或其他原因导致无法行 CTPA 检查时考虑其他影像学检查。

3. 求因　对于肺栓塞的诊断非常重要，因为确定抗凝疗程需要考虑血栓的原因。根据有无明确危险因素可将肺栓塞分为特发性肺栓塞和继发性肺栓塞；继发性肺栓塞的危险因素可为一过性，也可为永久性；无明确危险因素的肺栓塞为特发性肺栓塞，部分特发性肺栓塞患者随访过程中可能发现肿瘤。

4. 危险分层　见表 1-1。

表 1-1　基于早期死亡风险的 PTE 危险分层

危险分层		休克或低血压 [a]	影像学证实右心室功能不全 [b]	心肌标志物 [c]
高危		+	+	+
中危	中高危	−	均为阳性	
	中低危		仅一项阳性或均阴性	
低危		−	均阴性	

a. 指体循环动脉收缩压 < 90mmHg，或较基础值下降幅度 ≥ 40mmHg，持续 15min 以上。须除外新发生的心律失常、低血容量或感染中毒症等其他原因所致的血压下降。b. 超声心动图诊断右心室功能不全的标准包括右心室扩大、右心室 / 左心室横径比增加（≥ 0.9～1.0）、右心室游离壁运动减低、三尖瓣反流峰值速度增加（任意一项）。CTPA 诊断右室功能不全的标准包括四腔心界面，舒张末期右心室 / 左心室横径比增加（≥ 0.9～1.0）。c. 心肌标志物：心肌肌钙蛋白 I（cTnI）、心肌肌钙蛋白 T（cTnT）、BNP、NT-proBNP（任意一项水平升高）。

三、治疗

1. **一般治疗** 关于卧床的问题：一旦启动抗凝治疗，尽早下床活动。

（1）保持大便通畅：可适当应用通便药物。

（2）监测呼吸、心率、血压、心电图及血气的变化。

（3）焦虑和惊恐者应予安慰并可适当使用镇静药，胸痛者可给予镇痛药。

（4）如果有低氧血症，应采用经鼻导管或面罩吸氧；当合并呼吸衰竭时，可使用经鼻/面罩无创机械通气或经气管插管行机械通气；应尽量避免做气管切开，以免在抗凝或溶栓过程中局部大出血。

（5）合并休克或低血压的急性 PTE 患者应用血管活性药物对于维持有效的血流动力学至关重要，可应用去甲肾上腺素、多巴酚丁胺、多巴胺或肾上腺素。

2. **抗凝治疗**

（1）抗凝治疗的相对禁忌证：活动性出血（肺梗死引起的咯血除外）、凝血机制障碍、严重的未控制的高血压、严重肝肾功能不全及近期手术史、亚急性细菌性心内膜炎。

（2）胃肠外抗凝药物

1）普通肝素常采取静脉滴注方案，持续静脉泵入法：首剂负荷量80IU/kg（或 5000 ~ 10 000IU 静脉注射），继之以 18IU/（kg·h）静脉泵入，然后根据活化部分凝血活酶时间（activated partial thromboplastin time, APTT）调整肝素剂量（表 1-2）。

表 1-2 根据 APTT 调整静脉滴注肝素剂量

APTT	初始剂量及调整剂量	下次 APTT 测定的间隔时间（h）
治疗前测基础 APTT	初始剂量 80IU/kg 静脉注射，然后按 18IU/（kg·h）静脉滴注	4 ~ 6
APTT < 35s（< 1.2 倍正常值）	予 80IU/kg 静脉注射，然后增加静脉滴注剂量 4IU/（kg·h）	6
APTT 35 ~ 45s（1.2 ~ 1.5 倍正常值）	予 40IU/kg 静脉注射，然后增加静脉滴注剂量 2IU/（kg·h）	6

APTT	初始剂量及调整剂量	下次 APTT 测定的间隔时间（h）
APTT 46 ～ 70s （1.5 ～ 2.3 倍正常值）	无须调整剂量	6
APTT 71 ～ 90s （2.3 ～ 3.0 倍正常值）	减少静脉滴注剂量 2IU/（kg·h）	6
APTT ＞ 90s （＞ 3 倍正常值）	停药 1h，然后减少剂量 3IU/（kg·h）后恢复静脉滴注	6

初始剂量 80IU/kg 负荷，维持静脉滴注 18IU/（kg·h）。

用药原则：快速、足量（因抗凝剂量不足不能阻止血栓扩大）和个体化。

注意：应用普通肝素治疗期间需要监测血小板，警惕肝素诱导的血小板减少症（heparin-induced thrombocytopenia，HIT）。

2）低分子量肝素：用法用量见表 1-3。

注意：应用低分子量肝素期间注意监测血常规、肝功能，警惕肝素诱导性血小板减少、肝功能损害等常见不良反应。肾功能不全者，特别是肌酐清除率低于 30ml/min，出血危险性增加，建议应用普通肝素。

表 1-3　低分子量肝素的种类与用法

产品	使用方法（皮下注射）	注意事项
依诺肝素（克赛）	100 anti-Xa IU/kg，每 12h 一次或 1 mg/kg，每 12h 一次	单日总量不超过 180mg
达肝素（法安明）	100 anti-Xa IU/kg，每 12h 一次或 200IU/kg，每日一次	单日剂量不超过 18 000IU
那曲肝素（速碧林）	86 anti-Xa IU/kg，每 12h 一次或 0.1ml/10kg，每 12h 一次	单日总量不超过 17 100IU
磺达肝癸钠（安卓）	5mg(体重＜ 50kg)，每日一次；7.5mg（体重 50 ～ 100kg），每日一次；10mg（体重＞ 100kg），每日一次	

3）磺达肝癸钠：规格 1.5mg/ 支、2.5mg/ 支。

用法用量：体重＜ 50kg 者，5mg 皮下注射；每日 1 次；体重 50 ～ 100kg 者，7.5mg 皮下注射，每日 1 次。预防剂量 2.5mg，皮下注射，每日 1 次。

注意事项：肌酐清除率＜ 20ml/min 的患者不应使用本品。肌酐清除率为 20 ～ 30ml/min 的肾脏损害患者，本品推荐剂量为 1.5mg。

4）阿加曲班：为精氨酸衍生的小分子肽，与凝血酶活性部位结合发挥抗凝作用，在肝脏代谢，并产生多种中间活性代谢产物，药物清除受肝功能影响明显，可应用于 HIT 或怀疑 HIT 的患者。用法：2μg/（kg·min），静脉泵入，监测 APTT 维持在 1.5 ～ 3 倍基线值（不超过100s），酌情调整用量 [不超过 10μg/（kg·min）]。

5）比伐卢定：为一种直接凝血酶抑制剂，其有效抗凝成分为水蛭素衍生物片段，通过直接并特异性抑制凝血酶活性从而发挥抗凝作用，作用短暂（半衰期 25 ～ 30min）而可逆，可应用于 HIT 或怀疑 HIT 的患者。

用法用量：肌酐清除率＞ 60ml/min，起始剂量为 0.15 ～ 0.2mg/(kg·h)，监测 APTT 维持在 1.5 ～ 2.5 倍基线值，肌酐清除率在 30 ～ 60ml/min 与＜ 30ml/min 时，起始剂量分别为 0.1mg/（kg·h）与 0.05mg/（kg·h）。

（3）口服抗凝药物

1）华法林：建议对于明确诊断的肺栓塞患者，在应用肝素或低分子量肝素的第一天内即加用华法林，首剂 3 ～ 5mg 口服，应用华法林 2d 后，每日监测国际标准化比值（INR），目标值为 2 ～ 3，连续 2d INR 达标后，可停肝素或低分子量肝素（至少与肝素或低分子量肝素重叠应用 5d）（表 1-4）。

表 1-4　根据 INR 调节华法林剂量

INR	华法林剂量调整	复查凝血时间
INR ＜ I.5	增加 1.5mg	2d 后
1.5 ≤ INR ＜ 2.0	增加 0.75mg	1d 后
2.0 ≤ INR ≤ 3.0	不变	若为初次达标，则 1d 后复查；若连续 2d 均达标，则 3d 后复查

INR	华法林剂量调整		复查凝血时间
3.0 < INR < 5	减少 1.5mg		1d 后
5 ≤ INR < 6	停用华法林 1 次		1d 后
INR ≥ 6	停用华法林，并静脉滴注 维生素 K 5 ～ 10mg		1d 后

2）直接口服抗凝药（direct oral anticoagulant，DOAC）：不需监测凝血，不需调节剂量（表 1-5）。

表 1-5　DOAC 特点及在 PTE 中的用法

DOAC	用法用量	肾脏清除
达比加群酯 [a]	胃肠外抗凝 8 ～ 11d，达比加群酯 150mg，每日 2 次	＋＋＋＋
利伐沙班 [b]	利伐沙班 15mg，每日 2 次，3 周后改 20mg，每日 1 次	＋＋
阿哌沙班	阿哌沙班 10mg，每日 2 次，7d，后改 5mg，每日 2 次	＋
依度沙班	胃肠外抗凝 5d，依度沙班 60mg，每日 1 次	＋＋

a. 达比加群酯：规格 110mg/ 粒、150mg/ 粒。用法用量：150mg，每日 2 次；高出血风险者，110mg，每日 2 次。b. 利伐沙班：规格 10mg/ 片、15mg/ 片、20mg/ 片。

用法用量：治疗剂量为前 3 周 15mg，每日 2 次，以后 20mg，每日 1 次；预防剂量为 10mg，每日 1 次。

（4）抗凝治疗疗程：初始抗凝治疗（5 ～ 14d）结束后，需继续完成至少 3 个月的抗凝治疗。部分患者在 3 个月的抗凝治疗后，血栓危险因素可能会持续存在，为降低其复发率，需要继续进行抗凝治疗，通常将 3 个月以后的抗凝治疗称为延展期抗凝治疗。

急性 PTE 是否要进行延展期抗凝治疗，需充分考虑延长抗凝疗程的获益 / 风险比，如特发性 VTE、复发性 VTE、相关危险因素持续存在、活动期肿瘤、存在残余血栓及 D- 二聚体水平持续升高等，VTE 复发风险进一步增加，延展期抗凝对于预防 VTE 复发具有重要意义。延长抗凝疗程会带来出血的风险。出血危险因素包括高龄、近期出血、肿瘤、肝肾功能不全、血小板减少、贫血等，具备 2 个以上（含）上述危险因素者，出血风险会逐步增加。需要在出血和复发之间寻求风险与获益的最佳平衡点，如果复发风险显著超过出血风险，则需延长抗凝治疗时间。

3. *溶栓治疗*

（1）适应证和禁忌证

1）适应证：急性高危肺栓塞；部分急性中高危肺栓塞患者。

2）禁忌证

a. 绝对禁忌证：活动性内出血、近 2 个月内自发性颅内出血、颅内或脊柱创伤或外科手术。

b. 相对禁忌证：10 ～ 14d 的大手术、分娩、器官活检或不能压迫部位的血管穿刺；2 个月之内的缺血性脑卒中；10d 内的胃肠道出血；15d 内的严重创伤；1 个月内的神经外科或眼科手术；难以控制的重度高血压（收缩压 > 180mmHg，舒张压 > 110mmHg）；近期曾进行心肺复苏；血小板计数 < $100 \times 10^9/L$；妊娠；细菌性心内膜炎；严重的肝肾功能不全；糖尿病出血性视网膜病变；出血性疾病等。

对于某些危重患者，因肺栓塞对生命的威胁极大，上述绝对禁忌证亦应视为相对禁忌证。

（2）溶栓前的准备

1）给患者行心电监测：记录 18 导联心电图，并标记电极位置，以便比较溶栓前后心电图变化；测定基础 APTT、血生化、血常规、血小板计数，作为溶栓治疗后对照值；记录生命体征；查血型，必要时配血备用；检查急救药品和器械是否齐全，保证急救用器械处于备用状态。

2）为减少溶栓治疗时出血的发生机会，尽量避免进行反复静脉或动脉穿刺，可在溶栓前选择浅静脉置入保留套管针。

3）充分交代病情，与患者及其家属签署溶栓知情同意书。

（3）溶栓方案

1）重组组织型纤溶酶原激活剂（rt-PA）50mg ＋注射用水 50ml 静脉滴注 2h。

2）尿激酶 2 万 U/kg ＋生理盐水 100ml 静脉滴注 2h。

（4）溶栓治疗中的监测：溶栓治疗的主要并发症是出血，可发生在溶栓治疗过程中，也可以发生在溶栓治疗结束之后，因此，治疗过程中和治疗结束后都要严密观察患者神志改变、生命体征变化及脉搏血氧饱和度变化等，注意检查全身各部位包括皮下、消化道、牙龈、鼻腔等是否有出血征象，尤其需要注意曾经进行深部血管穿刺的部位是否有血肿形成。注意复查血常规、血小板计数，出现不明原因血红蛋白、红细胞下降时，要注意是否有出血并发症。

溶栓治疗结束后即刻复查心电图，并定时复查心电图变化。

溶栓药物治疗结束后每 2 ～ 4h 测 1 次 APTT，APTT ＜正常值 2 倍时，开始肝素或低分子量肝素抗凝治疗。

4. 急性 PTE 的介入治疗

（1）急性 PTE 介入治疗的目的是清除阻塞肺动脉的栓子，以利于恢复右心功能并改善症状和生存率，经皮导管介入治疗最常用于出血风险高的高危或中危 PTE 患者。介入治疗包括导管碎解和抽吸血栓，或同时进行局部小剂量溶栓。介入治疗的并发症包括远端栓塞、肺动脉穿孔、肺出血、心脏压塞、心脏传导阻滞或心动过缓、溶血、肾功能不全及穿刺相关并发症，发生率约为 2%。

（2）对于有抗凝禁忌的急性 PTE 患者，为防止下肢深静脉大块血栓再次脱落阻塞肺动脉，可考虑放置下腔静脉滤器，建议应用可回收滤器，通常在 2 周之内取出。一般不考虑永久应用下腔静脉滤器。

5. 急性 PTE 的手术治疗

（1）肺动脉血栓切除术（pulmonary embolectomy）：可以作为全身溶栓的替代补救措施。适用于经积极内科或介入治疗无效的急性高危 PTE，要求医疗单位有施行手术的条件与经验。手术需要在全身麻醉体外循环下行全胸骨切开，阻断主肺动脉，纵向切开主肺动脉并延伸至左肺动脉，采用钳取和吸除法清除主肺动脉和左肺动脉血栓，在升主动脉和上腔静脉间的右肺动脉做横向切口，清除右肺动脉及其分支血栓。

（2）对于顽固性低氧、循环不稳定的高危 PTE，内科或介入治疗效果不佳，准备手术之前，可尝试用体外膜肺氧合（extracorporeal membrane oxygenation，ECMO）以加强生命支持。ECMO 对高危 PTE 患者来说是一项有效的治疗措施。但 ECMO 治疗效果的评估目前仍局限于病例报道，有待进一步研究探讨。

出院注意事项：规律监测 INR，一般 INR 达标后出院，出院 3d 后复查凝血，若连续 2 次 INR 在目标范围内，则 1 周后再次复查凝血，连续 2 次在目标范围，可 2 周复查，逐渐延长监测时间，最长可每 1～2 个月复查 1 次。抗凝期间注意有无出血倾向，如突发头晕等神经系统症状、球结膜出血、鼻出血、牙龈出血、呕血、黑粪、血尿等。如有严重出血情况，及时至门 / 急诊就诊。出院 3 个月、6 个月、1 年及随后每年定期复诊。

PTE 的诊治流程见图 1-5。

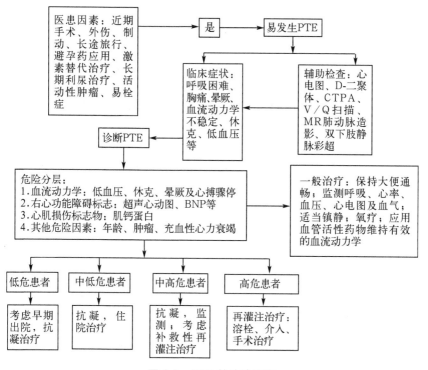

图 1-5　PTE 的诊治流程

（陈美凤　张艳明　柯　娟）

第2章

消化系统

第一节　恶心、呕吐诊治

一、概述

恶心、呕吐是恶性肿瘤患者放化疗过程中常见的并发症之一，处理不当会降低患者的生活质量和产生对治疗手段的依从性，并可能造成代谢紊乱、营养失调、体重减轻，增加患者对治疗的恐惧感，严重时不得不终止抗肿瘤的治疗。因此，积极、合理有效地预防和处理恶性肿瘤治疗中出现的恶心、呕吐症状，将为肿瘤治疗的顺利进行提供保障。

二、病因

1. 多种抗肿瘤治疗，包括化疗、分子靶向药物治疗、镇痛治疗、放疗及手术等，都可能引起患者恶心、呕吐。

2. 恶性肿瘤患者并发肠梗阻、水电解质紊乱和脑转移等，也可发生不同程度的恶心、呕吐。

三、化疗所致恶心、呕吐

1. 化疗所致恶心、呕吐（CINV）的病理生理　呕吐中枢和化学感受器触发区可能是产生恶心、呕吐的中枢机制。除化学感受器触发区（CTZ）的传入信号之外，化疗药物刺激胃和近段小肠黏膜，肠嗜铬细胞释放神经递质刺激肠壁上的迷走神经和内脏神经传入纤维，将信号传入到脑干直接刺激呕吐中枢的神经核，或间接通过 CTZ 启动呕吐反射。

2. 化疗所致恶心、呕吐的类型　按照其发生时间及难治性分为 5 种类型。

（1）急性恶心、呕吐：一般发生在给药的 24h 内，多可用药后缓解。

（2）延迟性恶心、呕吐：多在化疗 24h 之后发生，常见于顺铂、卡铂、环磷酰胺和多柔比星化疗时，可持续数日。

（3）预期性恶心、呕吐：是指患者在前一次化疗时经历了难以控制的化疗所致恶心、呕吐之后，在下一次化疗开始之前即发生的恶心、呕吐。持续数分钟至数小时，并在给药后 5 ～ 6h 达高峰。

（4）暴发性呕吐：是指即使进行了预防处理但仍出现的呕吐，并需要进行"解救性治疗"。

（5）难治性呕吐：是指以往的化疗周期中使用预防性和（或）解救性止吐治疗失败，而在接下来的化疗周期中仍然出现。

3. 化疗所致恶心、呕吐的预防及治疗　一般可将抗肿瘤药物分为高度、中度、低度和轻微 4 个催吐风险等级。

根据不同催吐风险给予用药预防措施。

（1）静脉化疗

1）高度（致呕率＞ 90%）：急性，5-HT3RA ＋ DXM ＋ NK-1RA± 劳拉西泮 ±H_2 受体拮抗剂或质子泵抑制剂；延迟性，DXM±NK-1RA± 劳拉西泮 ±H_2 受体拮抗剂或质子泵抑制剂。

2）中度（致呕率 30% ～ 90%）：急性，5-HT3RA ＋ DXM±NK-1RA± 劳拉西泮 ±H_2 受体拮抗剂或质子泵抑制剂；延迟性，5-HT3RA ＋ DXM±NK-1RA± 劳拉西泮 ±H_2 受体拮抗剂或质子泵抑制剂。

3）低度（致呕率 10% ～ 30%）：急性，DXM；甲氧氯普胺；丙氯拉嗪 ± 劳拉西泮 ±H_2 受体拮抗剂或质子泵抑制剂。延迟性，无常规预防。

4）轻微（致呕率＜ 10%）：无常规预防。

（2）口服化疗

1）高度 - 中度：急性，5-HT3RA± 劳拉西泮 ±H_2 受体拮抗剂或质子泵抑制剂；延迟性，无常规预防。

2）低度 - 轻微：无常规预防。

注：5-HT3RA，5-HT3 受体拮抗剂；DXM，地塞米松；NK-1RA，

NK-1 受体拮抗剂；H_2 受体拮抗剂或质子泵抑制剂选择性用于有胃部疾病的患者；NK-1 受体拮抗剂仅选择性用于中度催吐风险的部分患者，如卡铂 ≥ 300mg/m²、环磷酰胺 ≥ 600 ～ 1000mg/m²、多柔比星 ≥ 50mg/m²。

4. 预期性恶心、呕吐的治疗　　随着化疗次数的增加，预期性恶心、呕吐的发生率常有增加的趋势。预期性恶心、呕吐一旦发生，治疗较为困难，所以最佳的治疗是预防其发生，预防途径是尽可能在每周期化疗中控制急性和迟发性恶心、呕吐的发生。行为治疗，尤其是渐进式肌肉放松训练、系统脱敏疗法和催眠，可用于治疗预期性恶心、呕吐。苯二氮䓬类可以降低预期性恶心、呕吐的发生，但其有效性随化疗的持续而倾向于下降。可用药物有阿普唑仑和劳拉西泮等。

四、放疗所致恶心、呕吐

一般认为放疗所致恶心、呕吐是多因素共同作用的结果。如果胃肠道在放疗照射野之内，可以直接刺激上消化道传入神经纤维，从而引起恶心、呕吐症状。延髓最后区也可能存在涉及放疗相关的恶心、呕吐的神经纤维。另外，放疗引起的肿瘤组织破坏及降解产物刺激机体产生的一些释放因子作用于中枢及外周神经，从而产生恶心、呕吐症状。

高中度放疗所致恶心、呕吐风险防治方案：每次放疗前预防性给予 5-HT3 受体拮抗剂，并可考虑加用地塞米松。5-HT3 受体拮抗剂作为预防治疗或补救治疗。一旦出现呕吐进行解救治疗后，建议预防性应用 5-HT3 受体拮抗剂治疗直至放疗结束。

五、阿片类药物所致恶心、呕吐

恶心、呕吐是阿片类药物最常见的不良反应，其发生可能与吗啡代谢产物 6 - 葡萄糖醛酸 - 吗啡蓄积有关，可能是阿片类药物导致恶心、呕吐的主要原因。肠道 5-HT 受体及阿片受体兴奋导致胃肠运动减少，并且使食管下端括约肌张力减低，是促发恶心、呕吐的机制。但在使用阿片类药物的同时使用不吸收和不透过血脑屏障的去甲纳曲酮后，仍会发生恶心、呕吐，说明阿片类药物所致恶心、呕吐主要是中枢性机制。纳洛酮可拮抗阿片类药物的呕吐作用。等效剂量的阿片类药物所致恶心、呕吐发生率相似，且呈剂量依赖性。大剂量阿片类药物可产生纳洛酮拮抗的抗呕吐效应，但在停用阿片输注所致恶心、呕吐的治疗中作用与 5-HT3、地塞米松及氟哌利多相似。5-HT3 受体拮抗剂、地塞米松或氟哌啶醇可用于止吐。

六、不良反应和并发症的处理

1. **便秘** 是 5-HT3 受体拮抗剂最常见的不良反应。处理方法：①生活方式指导，嘱其多吃水果、蔬菜及含粗纤维多的食物、多饮水。鼓励患者多活动，以利于肠蠕动，预防便秘。②按摩、针灸：沿腹部结肠走行方向做环状按摩，并做深呼吸，锻炼腹部肌肉，增加排便动力。必要时针刺足三里、天枢、委阳、三阴交等穴位；或艾灸足三里、上巨虚、内庭等穴位。③药物：缓泻剂，如蜂蜜、香油或液状石蜡等；中药，如麻仁软胶囊、芦荟胶囊、六味地黄丸和四磨汤口服液等；或使用开塞露、甘油栓及肥皂条塞肛。④用药无效时，可经肛门将直肠内粪块掏出，或用温盐水低压灌肠，但对颅内压增高者要慎用。

2. **电解质紊乱** 包括低钾、低氯和转移性低钠血症等。处理方法：血清钾＜ 3.5mmol/L 且出现症状时，可给予 10% 氯化钾 10 ～ 20ml 加入 5% 葡萄糖液 1.0L 中，必须缓慢、均匀滴注 30 ～ 40min 或以上，切不可静脉注射，同时监测血清钾及心电图避免发生高血钾。同时，患者尿量在 30ml/h 以上时，才可考虑补钾。低钠血症多由于低钾血症导致细胞外钠转入细胞内，其总体钠正常，血清钠降低。故治疗以纠正低钾血症为主。

3. **腹胀** 处理方法：①明显腹胀，应行保守治疗，包括禁食、胃肠减压、肛管排气及应用解痉剂等。②中医药：按摩、针刺或艾灸刺激中脘、足三里等穴位，中药保留灌肠等。③严重腹胀会导致肠麻痹时间较长，及时应用全肠外营养，用生长抑素减少消化液的丢失，也可进行高压氧治疗置换肠腔内的氮气，减轻症状。

4. **锥体外系症状** 主要见于甲氧氯普胺（灭吐灵），发生率约为 1%。急救处理：①立即停药。②急性肌张力障碍者，可肌内注射东莨菪碱、山莨菪碱、阿托品或苯海拉明或地西泮。③对症治疗：少数有急性心肌损害者可静脉滴注能量合剂和复方丹参等，有助于改善症状。

七、营养、对症支持及护理宣教

足量的营养保障是恶性肿瘤患者应对肿瘤治疗的前提。不能经胃肠道吸收的患者应该尽早建立静脉营养。食物气味过重、油腻、食物过热及过冷都会导致恶心、呕吐；甜食也往往是引起呕吐的因素，所以在抗肿瘤治疗期间，宜合理搭配饮食，适当清淡，少食多餐，进食前和进食后尽量少饮水。对于胃食管术后患者餐后勿立即躺下，以免食物反流，引起恶心、呕吐。少食含色氨酸丰富的食物，如香蕉、核桃和茄子。此外，保持良好的环境，在病房内选择患者喜欢的音乐或播放柔和、旋律慢、频率低的轻音乐，转移患者的注意力，有助于减轻恶心、呕吐症状，稳定情绪。肿瘤患者易产生悲观、失望情绪，对治疗失去信心，心理疏导和心理护理十分重要。治疗过程中医护人员要掌握患者心理状态，稳定患者情绪，做好患者家属和周围人群的健康教育，多安慰和鼓励患者。

　　放化疗所致恶心、呕吐的诊治流程见图 2-1。

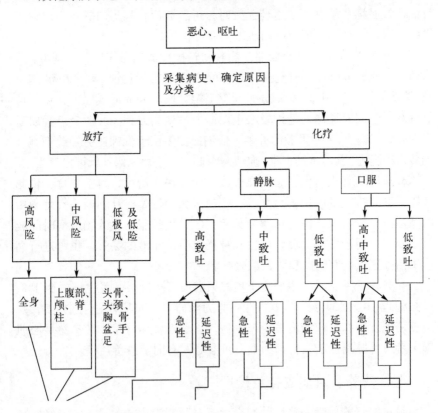

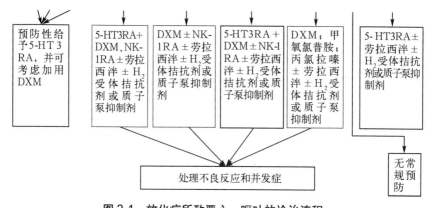

图 2-1　放化疗所致恶心、呕吐的诊治流程

（陈　琴　王志恒）

第二节　消化道出血诊治

上消化道出血是指屈氏韧带以上的消化道，包括食管、胃、十二指肠或胰胆等病变引起的出血，是消化道肿瘤常见的肿瘤急症之一，常见于食管癌、胃癌、十二指肠癌及胆胰系统的肿瘤。

一、临床表现

1. 呕血和（或）黑粪：是上消化道出血的特征性表现。出血部位在幽门以上者常有呕血和黑粪，在幽门以下者可仅表现为黑粪。但是出血量少而速度慢的幽门以上病变可仅见黑粪，而出血量大、速度快的幽门以下的病变可因血液反流入胃，引起呕血。

2. 失血性周围循环衰竭：出血量 400ml 以内可无症状，出血量中等可引起贫血或进行性贫血、头晕、软弱无力，突然起立可产生晕厥、口渴、肢体冷感及血压偏低等。大量出血达全身血量 30%～50% 即可产生休克，表现为烦躁不安或神志不清、面色苍白、四肢湿冷、口唇发绀、呼吸困难、血压下降至测不到、脉压缩小及脉搏快而弱等，若处理不当，可导致死亡。

3. 氮质血症。

4.贫血和血常规变化：急性大出血后均有失血性贫血，出血早期，血红蛋白浓度、红细胞计数及血细胞比容可无明显变化，一般需要经 3～4h 以上才出现贫血。上消化道大出血 2～5h，白细胞计数可明显升高，止血后 2～3d 才恢复正常。但肝硬化和脾功能亢进者，白细胞计数可不增高。

5.发热：中度或大量出血病例，于 24h 内发热，多在 38.5℃以下，持续数日至 1 周不等。

二、治疗

1.一般治疗　大出血宜取平卧位，并将下肢抬高，头侧位，以免大量呕血时血液反流引起窒息，必要时吸氧、禁食。少量出血可适当进流食，对肝病患者忌用吗啡、巴比妥类药物。应加强护理，记录血压、脉搏、出血量及每小时尿量，保持静脉通路，必要时进行中心静脉压（CVP）测定和心电图监护。

2.补充血容量　当血红蛋白低于 70g/L、收缩压低于 90mmHg 时，应立即输入足够量全血。肝硬化患者应输入新鲜血。开始输液应快，但老年人及心功能不全者输血输液不宜过多过快，否则可导致肺水肿，最好进行 CVP 监测。如果血源困难可给右旋糖酐或其他血浆代用品。

3.止血措施

（1）药物治疗：①近年来对消化性溃疡疗效最好的药物是质子泵抑制剂奥美拉唑，用药 3～5d 止后皆改为口服。对于肿瘤局部破裂引起的出血，可用去甲肾上腺素 8mg 加入冰盐水 100ml 中口服或作鼻胃管滴注，也可使用凝血酶口服应用。凝血酶需临床用时新鲜配制，且服药同时给予 H_2 受体拮抗剂或奥美拉唑以便使药物得以发挥作用。②食管、胃底静脉曲张破裂出血时，垂体后叶素是常用药物，但作用时间短，主张小剂量用药。患高血压、冠心病或孕妇不宜使用。采用生长抑素，对上消化道出血的止血效果较好，短期使用几乎没有严重不良反应，但价格较贵。

（2）三腔气囊管压迫止血：适用于食管、胃底静脉曲张破裂出血。如药物止血效果不佳，可考虑使用。该方法即时止血效果明显，但必须严格遵守技术操作规程以保证止血效果，并防止窒息、吸入性肺炎等并发症发生。

（3）内镜直视下止血：对于门静脉高压出血者，可采取：①急诊食管曲张静脉套扎术；②注射组织胶或硬化剂如乙氧硬化醇、鱼肝酸油钠等。一般多主张注射后用 H₂ 受体拮抗剂或奥美拉唑，以减少硬化剂注射后因胃酸引起的溃疡与出血。对于非门静脉高压出血者，可采取：①局部注射 1/10 000 肾上腺素盐水；②采用 APC 电凝止血；③血管夹（钛夹）止血。

（4）血管介入技术：对于食管 - 胃底静脉曲张破裂出血，经垂体后叶素或三腔气囊管压迫治疗失败的患者，可采用经颈静脉门体分流手术（TIPS）结合胃冠状静脉栓塞术。

（5）手术治疗：经上述处理后，大多数上消化道大出血可停止。如仍无效可考虑手术治疗。

上消化道出血的紧急处理抢救流程见图 2-2。

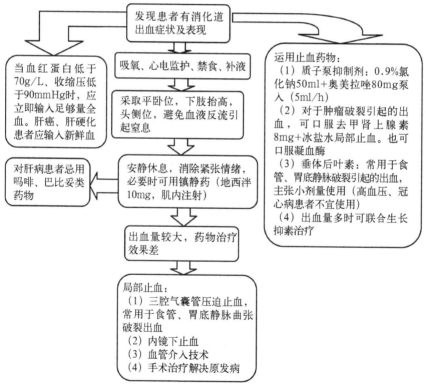

图 2-2 上消化道出血的紧急处理抢救流程

（王志恒 陈 琴 张凯宁）

第三节 放射性口腔黏膜炎诊治

一、概述

放射性口腔黏膜炎是放射线电离辐射引起的急慢性口腔黏膜损伤。临床常见于头颈部肿瘤接受放疗的患者、意外暴露于放射线及长期在不良环境中从事放射线相关工作的特殊人群。放射性口腔黏膜炎可致疼痛、进食困难、体重下降、并发感染，重者则影响治疗过程的顺利进行，甚至威胁生命。

二、病因

放射线包括 X 线、镭射线、同位素射线、中子射线。高能辐射于机体，引起组织细胞和器官的损害。放射性口腔黏膜炎的产生主要是由于放射线对涎腺破坏严重，使涎腺分泌明显减少，唾液黏稠并使其成分发生改变，pH 下降，使口腔自洁作用消失；细菌的感染，尤其是需氧革兰阴性菌对黏膜的反应从红斑期进展到黏膜炎期起了重要作用，在破损的黏膜开始有需氧革兰阴性菌的聚集生长，继而释放内毒素并进一步刺激细胞因子释放，导致黏膜炎加重；如同时使用化疗，则化疗药物对增生活跃的黏膜细胞有直接损伤作用，且使造血系统及机体免疫系统受到抑制，机体抵抗力进一步下降，部分化疗药物对涎腺的损伤作用，使唾液分泌进一步减少和 pH 改变。

三、临床表现

1. **急性放射性口炎** 一般在放疗同时或结束后 6 个月内出现症状，当 10Gy 剂量照射后有黏膜发红、水肿。20Gy 照射后黏膜充血更加明显，并有黄白色假膜覆盖，易出血，触痛剧烈。30Gy 照射后黏膜水肿减退，被膜更加明显，并有灼热痛感。50 ~ 70Gy 以上大剂量照射后，舌乳头萎缩，涎腺萎缩，口腔干燥，黏膜疼痛，味觉障碍，舌灼痛，这些症状不可逆转。软腭、口唇、颊黏膜对放射线敏感，反应重。舌背硬腭黏膜损害较轻，较少出现溃疡。全身症状表现为乏力、头晕、恶心、失眠。

2.慢性放射性口炎 一般在放疗后 6 个月至 2 年出现症状,以涎腺萎缩干燥为主要表现,舌背光滑,味觉异常。有的伴有白念珠菌感染,舌背雪花状斑块,并有牙龈出血、牙周炎等症状。

四、诊断

特殊人群包括头面部接受放疗的患者和长期从事放射线工作而又无良好安全防护措施的人员。接触放射线后短期内或较长时间内出现口腔黏膜水肿、充血、糜烂、腺体萎缩、口干、口臭等症状。全身有头晕、失眠、脱发、厌食、萎靡不振等症状。

五、放疗肿瘤组（RTOG）黏膜炎量表（表 2-1）

表 2-1 放疗肿瘤组（RTOG）黏膜炎量表

分级	描述
0 级	相对基线水平没有改变
1 级	充血;可有轻度疼痛,不需镇痛药
2 级	斑片状黏膜炎,可有血清液流出;可有疼痛,需要镇痛药
3 级	融合的纤维性黏膜炎;可有严重的疼痛,需要镇痛药
4 级	溃疡、出血或坏死

六、治疗

应用漱口液保持口腔清洁湿润。患者在进行头颈部放疗前应进行口腔检查,每次饭后用软毛刷刷牙,一旦出现黏膜损害,用漱口水含漱,以扰乱细菌生长环境,减少和抑制细菌生长。最好不用含乙醇的漱口液。放疗期间的饮食以高蛋白、高维生素及糖类丰富的食品为主,食物以细碎煮烂为好,少食多餐,切忌酸辣、过热、冰冻、粗糙、多刺等可能刺激口腔黏膜炎创面的食品。放疗的患者,可在放疗时服用维生素,延迟放疗反应出现;应用上皮细胞保护剂(注射用氨磷汀)。治疗以对症为主:

1.黏膜充血糜烂者可用生理盐水加肾上腺素含漱,每 100ml 生理盐水＋ 0.1% 肾上腺素液 1 ～ 2ml,有减轻充血的作用。

2.溃疡用复方皮质散、珠黄散等局部涂敷,也可用地塞米松敷贴片贴敷，每日 2～3 次，每次 1 片。

3. 炎症用复方硼砂液漱口。

4. 疼痛明显者可用镇痛药物。镇痛药物的使用目的是改善患者的饮食和睡眠，疼痛时可以考虑局部使用表面麻醉药，如丁卡因或利多卡因等，全身使用应当首选口服药物，达到中重度疼痛时可以选择阿片类药物。镇痛药物不应该等到患者觉得疼痛难忍，甚至是滴水不进时再使用，如疼痛早期，按照世界卫生组织（WHO）三阶梯原则口服镇痛药物，镇痛效果更好，且能减少治疗中断，使放疗的疗效得到最大化。

5. 伴有白念珠菌感染者，可用酮康唑片，每片 200mg，每日 1 片，晚间睡前含服，连用 7d。或用氟康唑片，每片 100mg，首日服用 200mg，其后每日 100mg，疗程 2 周。长期使用抗真菌药物应注意监测肝功能和血常规。

6. 口干症状明显可用人工唾液（0.2% 毛果芸香碱 12ml ＋蒸馏水 200ml），每次 10ml，每日 5～6 次，含服。

七、预防

对口腔肿瘤必须放疗的患者应该严格掌握辐射剂量。在放疗期间密切注意口腔黏膜变化情况，及时采取对症措施。放射工作人员严格遵守防护规定，缩短辐射时间，合理使用屏蔽衣等防护用品。放射场所严格按照防护标准进行装修。儿童、孕妇应避免透视和射片。尤其是同步化疗时，会增加放疗反应。3 年内不要拔牙。

（赵学红　段雪琴）

第四节　消化道梗阻诊治

消化道梗阻是肿瘤患者的常见和多发并发症。其主要是因为肿瘤本身所致。如肿瘤直接侵袭肠道内，外部肿瘤压迫肠管，肿瘤破坏支配肠道的神经或血管。也有术后粘连、电解质紊乱、粪便堵塞等引起者。

一、发生机制

1. **按病因分类**　①机械性肠梗阻，器质性疾病致肠腔缩小，主要有肠外因素、肠管及肠内因素；②动力性肠梗阻，主要是肠麻痹，没有器质性疾病，或者肠痉挛，致阵发性肠梗阻；③缺血性肠梗阻，肠系膜血管发生血栓或栓塞致肠道血液循环障碍，导致肠麻痹、肠梗阻。

2. 按肠壁有无血供分类 ①单纯性肠梗阻，只有肠内容物通过障碍，无血供障碍；②绞窄性肠梗阻，有肠壁血供障碍，肠管失去活力。

3. 按梗阻部位分类 ①高位梗阻，部位在空肠上段；②低位梗阻，发生在空肠末端和结肠。

4. 按梗阻程度分类 ①完全性肠梗阻，肠腔完全不通；②不全性肠梗阻，肠腔仅部分不能通过。

5. 按发展过程分类 分为急性肠梗阻和慢性肠梗阻。

二、梗阻的常见原因

1. 肿瘤：特别是结肠癌或卵巢癌，肠腔内肿瘤增殖致膨胀性生长，肠腔阻塞，肿瘤破溃造成组织水肿，加重水肿；肠腔外占位病变致肠系膜、网膜压迫累及肠管，造成肠腔狭窄，也有系膜淋巴结肿大致结肠系膜挛缩，肠管套叠，引起肠梗阻。

2. 小肠手术后粘连。

3. 高钙血症。

4. 粪便堵塞。

5. 低钾血症。

三、临床表现

本病主要表现为腹痛、呕吐、腹胀及排气、排便停止，这些表现与梗阻的位置、发生急缓及梗阻的程度有关，严重时会并发休克。

1. 腹痛 为阵发性绞痛。发作间歇期疼痛缓解，绞痛期间伴有肠鸣音亢进，腹痛发作时可感到气体下降到一定部位时突然停止，疼痛加剧。肠鸣音呈高调样，有时可闻气过水声。单纯性机械性肠梗阻一般为阵发性剧烈绞痛。麻痹性肠梗阻可以无腹痛，高位小肠梗阻绞痛可以不严重，中段或低位肠梗阻则呈典型剧烈的绞痛，位于脐周或定位不确切。每次绞痛可持续数秒到数分钟。如果阵发性绞痛转为持续性腹痛，则应考虑已发展为绞窄性肠梗阻。

2. 呕吐 在梗阻后很快即可发生，在早期为反射性，然后即进入一段静止期，再发呕吐时间视梗阻部位而定，呕吐物开始为胃内容物，以后为肠内容物。高位小肠梗阻绞痛不重，但呕吐频繁，呕吐物为胃液、十二指肠液、胆汁；中段或远端小肠梗阻，呕吐出现较晚，静止期可1～2d，低位小肠梗阻呕吐物有时呈"粪便样"；绞窄性肠梗阻，呕吐物多为褐色或血性；结肠梗阻呕吐少见。

3. 腹胀 多发生在晚期。梗阻程度与部位有关，高位小肠梗阻不如低位者明显，低位梗阻者会出现全腹膨胀并伴肠型，而麻痹性肠梗阻则只有腹部膨胀，而无肠型。

4. 排气与排便停止 完全性肠梗阻患者，一般都无肛门排便与排气。但是梗阻早期，梗阻部位以下残存的气体和大便仍会排出，故不能因为早期的排气、排便，而排除肠梗阻的诊断。肠系膜血管栓塞与肠套叠可以排出稀便或血性黏液。结肠肿瘤、憩室或胆石梗阻的患者也常常有黑色大便。

5. 休克 早期单纯性肠梗阻患者，全身情况无明显变化，后可出现脉搏细速、血压下降、面色苍白、眼球凹陷、皮肤弹性减退、四肢发凉等休克征象。

四、诊断

1. 检查血系列、电解质水平及肾功能。

2. 腹部 X 线平片对诊断有很大帮助，一般采取立位，4～6h 后会出现充气的小肠肠袢，晚期会显示液平，如果出现膈下游离气体可能合并穿孔。

3. 肠镜检查。

4. CT 检查可以发现肿块位于肠腔内或肠腔外。

五、治疗

肠梗阻的治疗需要根据梗阻类型、部位、程度、性质和病因决定。单纯性肠梗阻：可以先行观察、对症治疗 6～12h，病情无好转或进展为绞窄性肠梗阻，应立即考虑手术，最长观察时间不能超过 24h。绞窄性肠梗阻、结肠梗阻：需要立即手术，合并有休克时，要及时抗休克治疗。

麻痹性肠梗阻：可以观察，积极治疗原发病。

1. 一般治疗：包括禁食、止吐、镇痛、胃肠减压、静脉营养治疗。约有 20% 的患者，经过对症处理后，梗阻症状会缓解。

（1）止吐：外周静脉或皮下注射应用止吐药物，氟哌啶醇 5mg，持续应用 24h，抗组胺药和吩噻嗪类药物也可使用，呕吐剧烈时，联合用药。

（2）镇痛：疼痛为持续性或阵发性绞痛，绞痛可以应用抗胆碱能药物，阿托品 0.5 ～ 1mg，肌内注射，4 ～ 6h 可重复，或东莨菪碱 0.3 ～ 0.5mg，极量每次 0.5mg，每日 1.5mg，麻痹性肠梗阻禁用。也可使用强阿片类药物，个体化用药，逐渐加量至合适的剂量。

（3）胃肠减压：持续引流出胃肠内的积液、积气，可以缓解症状，对于轻度的肠梗阻或可治愈。麻痹性肠梗阻患者，需持续减压至腹胀消失、肠鸣音恢复。

（4）呕吐量较大时可以应用奥曲肽 300 ～ 600μg/d。

（5）静脉营养治疗：每日所需的热量、液量及电解质均需静脉补给。补液量包括每日需要量、额外丢失量及 1/2 体液丢失量。

2. 注意患者血钾的水平及尿量变化，根据结果，纠正水、电解质紊乱及酸碱平衡失调，防治感染及毒血症。

3. 对于化疗、放疗敏感的肿瘤，可以试行化疗、放疗，以使病灶缩小，缓解梗阻症状。

4. 无法恢复肠道功能的，可以考虑支架或手术治疗。因患者多为晚期，手术风险很大，需要术前行胃镜或 X 线检查。

（赵学红　张艳明　张子旋）

第3章

心血管系统

第一节　上腔静脉综合征诊治

上腔静脉综合征（SVCS）是一组由于通过上腔静脉回流到右心房的血流部分或完全受阻相互影响所致的综合征，为肿瘤常见的急症。患者出现急性或亚急性呼吸困难和面颈肿胀。检查可见面颈、上肢和胸部淤血，水肿，进而发展为缺氧和颅内压增高，需要紧急处理。

一、上腔静脉压迫的典型临床表现

1. 症状　呼吸困难（63%）、面部肿胀（50%）、咳嗽（24%）、手臂肿胀（18%）、胸痛（15%）、吞咽困难（9%）。

2. 体征　颈静脉扩张（9%）、胸壁静脉扩张（54%）、面颈部水肿（46%）、发绀（20%）、面部充血（19%）、手臂水肿（14%）。

二、诊断

1. 症状和体征。

2. 胸片可见上纵隔肿块（75%～80%在右侧）。

3. CT或MRI可见上腔静脉或支气管受压。

明确病因十分重要：肺癌占65%，非肿瘤占12%，淋巴瘤占8%，原因不明占5%。

三、治疗

本病治疗以缓解症状为首要任务，症状缓解后考虑对因治疗。

1. 一般处理

（1）应半坐卧位或高枕卧位，吸氧，减少心排血量和静脉压力。

（2）限制钠盐和液体摄入，低盐饮食，可配合使用利尿药。呋塞米 20 ～ 60mg，静脉注射；20% 甘露醇 250ml，每日 1 次或 3 次；效果欠佳可配合应用氢氯噻嗪和螺内酯。但一般不鼓励脱水以避免形成血栓。

（3）糖皮质激素可减轻压迫；大剂量应用，一般 3 ～ 7d 能暂时减轻呼吸困难，缓解与肿瘤坏死及放疗有关的水肿和炎症反应，改善阻塞情况，对小细胞肺癌（SCLC）和淋巴瘤有协同治疗作用。地塞米松 5 ～ 20mg，口服，每日 3 次；或 5 ～ 10mg，静脉注射，每日 1 次或 2 次。泼尼松 10 ～ 20mg，每日 3 次，口服。

（4）避免上肢输液，以免加重静脉炎；使用镇痛药和镇静药，可缓解胸痛及呼吸困难而导致的焦虑与不适。

（5）使用抗凝剂。

2. 放疗：是主要的治疗方法。最好能同期放化疗或加用激素。一般开始为大剂量 2 ～ 4 次，每次 3 ～ 4Gy，随后改为常规剂量每次 2Gy，总剂量 30 ～ 40Gy。放疗野包括纵隔、肺门和邻近肺实质病变。50% 患者在 2 周内有所改善。

3. 化疗：适用于对化疗敏感的肿瘤：恶性淋巴瘤、SCLC 和生殖细胞肿瘤；肿瘤太大或已达到纵隔放疗耐受量，可先用化疗。

4. 金属支架置入。

5. 手术治疗：作用有限。对上腔静脉阻塞所致的脑水肿和气道阻塞的病例最有效。适应证：①良性肿瘤；②放化疗无效，而估计生存期超过 6 个月者；③血栓治疗效果差者。

上腔静脉综合征的诊治流程见图 3-1。

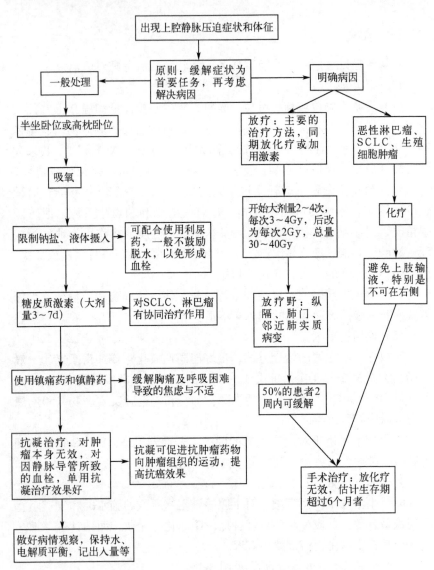

图 3-1 上腔静脉综合征的诊治流程

(赵学红 翟玉峰 李晓飞)

第二节　肿瘤治疗引起的心脏疾病诊治

抗肿瘤治疗引起的心脏毒性、心血管（CV）毒性是多种抗癌疗法引起的短期或长期并发症。癌症药物所致的心力衰竭早期治疗临床预后稍好于局部缺血所致心力衰竭的预后，但一旦患者进展至 C 期或 D 期心力衰竭，则癌症患者的预后比缺血性或特发性心力衰竭患者的预后稍差。

一、诊断

心功能监测：老年患者缺乏循证数据，推荐 60 岁及以上患者提高警惕。

转移性疾病患者：在初治前及其后的无症状期应频繁地监测左心室射血分数（LVEF）。

接受蒽环类药物和（或）曲妥珠单抗辅助治疗的患者：在初治前，治疗的第 3、6、9、12、18 个月进行一系列的心功能监测。对于在 15 岁以前开始蒽环类药物治疗，或者在 15 岁之后开始治疗但累积剂量多柔比星 > 240mg/m² 或表柔比星 > 360mg/m² 的患者，推荐治疗后分别进行 4 年和 10 年的心脏功能评估。

肌钙蛋白 I 或 BNP 浓度可用于监测患者的心血管风险，特别是对于 I 类药物（如蒽环类）。化疗中推荐经常监测生命体征，特别是输注氟尿嘧啶、紫杉醇等药物时。既往有心肌缺血史的患者推荐监测肌钙蛋白。

二、治疗

LVEF 较基线下调超过 15% 且功能正常（LVEF ≥ 50%）可继续行蒽环类药物和（或）曲妥珠单抗治疗。

含蒽环类药物治疗方案：LVEF 下降至 < 50%，意味着需要在 3 周后进行评估。如果证实心功能障碍，则需在化疗的同时考虑左心室功能不全（LVD）治疗及后续频繁的临床和超声心动图检查。若 LVEF 下降至 < 40% 则停止化疗、改变治疗方案并治疗 LVD。

蒽环类药物治疗后进行曲妥珠单抗治疗：在这期间若 LVEF 下降至 < 50%，则需要 3 周后重新评估。如果得到证实，可继续曲妥珠单抗治

疗并考虑治疗 LVD，并需要进一步频繁的临床和超声心动图检查。若 LVEF 下降至 < 40% 则停止曲妥珠单抗治疗并治疗 LVD。经蒽环类药物治疗的患者即使无症状但在超声心动图中显示 LVD 为 D 级也须进行积极治疗，特别是当患者预期生存时间较长时。积极治疗包括 ACE 抑制剂（ACEI）、β 受体阻滞剂（BB）和早期心力衰竭治疗（蒽环类药物治疗 2 个月内）。

1. 有症状的 LVD 必须予心力衰竭（HF）治疗。除非有特殊禁忌证存在，所有 HF 患者及 LVEF < 40% 的患者均须 ACEI 结合 BB 治疗。对于 LVEF 水平在 40% ~ 50% 的患者，为防止 LVEF 进一步降低或临床 HF 的发展，应考虑 ACEI 治疗。

2. 无症状 LVD 所有无症状 LVD 患者及 LVEF < 40% 的患者应使用 ACEI，若 LVEF < 50% 也应考虑 ACEI。无症状患者和 LVEF < 40% 的患者应考虑 BB。患者若有蒽环类药物累积剂量暴露史，则应考虑存在心脏毒性：多柔比星 > $500mg/m^2$、脂质体多柔比星 > $900mg/m^2$、表柔比星 > $720mg/m^2$、米托蒽醌 > $120mg/m^2$、伊达比量 > $90mg/m^2$。

肿瘤治疗引起的心脏疾病的诊治流程见图 3-2。

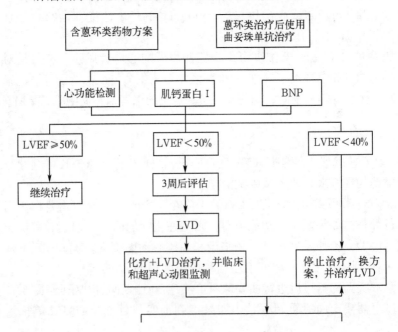

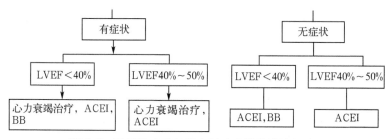

图 3-2 肿瘤治疗引起的心脏疾病的诊治流程

（赵学红　柯　娟　张　信）

第三节　肿瘤并发血栓性疾病诊治

静脉血栓栓塞（venous thromboembolism，VTE）是恶性肿瘤的重要并发症之一，发生率为 4% ～ 20%，是导致肿瘤患者死亡的主要原因之一。肿瘤患者发生 VTE[包括深静脉血栓（DVT）和肺栓塞（PE）] 的风险比非肿瘤患者高数倍。

一、临床表现

1. 浅表性血栓性静脉炎（SVT）局部触痛、红斑、坚硬条索，超声示 DVT 阴性。

2. DVT　疼痛、沉重感、同侧肢体远端水肿。

3. PE　三联征为咯血、呼吸困难、胸痛（仅不到 20% 的患者存在）。

二、诊断

1. 影像学诊断　见表 3-1。

表 3-1　肿瘤治疗血栓性疾病的影像学诊断

DVT/SVT	PE
静脉超声	胸片
CT	CT 血管造影
MRI	通气 - 灌注扫描
静脉造影	肺血管造影

2.实验室诊断 50%～70%的癌症患者在实验室检查中发现高凝固性状态。

三、治疗

1.适时评估 是否有抗凝禁忌，出血风险。

2.抗凝治疗 低分子量肝素（LMWH）为首选，DVT 3～6个月，PE 6～12个月；VKA（维生素K拮抗剂）：INR ≥ 2。

3.溶栓手术 应用原型血浆酶原激活物（u-PA）、rt-PA；手术：栓子切除。

4.滤器 抗凝禁忌，抗凝失败，栓子位置为腘静脉、腓肠静脉、股静脉、骶静脉、盆腔静脉、下腔静脉、肺静脉。

5.非药物治疗 间断式气囊静脉压迫、弹力袜、腔静脉过滤器、介入治疗。

6.药物性治疗 普通肝素（UH）、LMWH、口服抗凝剂。

VTE 的诊治流程见图3-3。

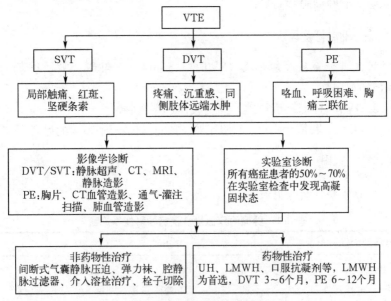

图3-3 VTE 的诊治流程

（赵学红 柯 娟 张 信 李晓飞）

第四节　感染性休克诊治

一、休克概述

（一）概念

休克是各种原因导致机体有效循环血量明显下降，引起组织器官灌注不足，细胞代谢紊乱和器官功能障碍的临床病理生理过程，是由多种病因引起的综合征。组织低灌注是休克的血流动力学特征，组织细胞缺氧是休克的本质。因此，纠正组织灌注不足及组织细胞缺氧、保持正常细胞功能、防止多器官功能障碍综合征（multiple organ dysfunction syndrome，MODS）的发生是治疗休克的关键环节。

（二）分类（图 3-4）

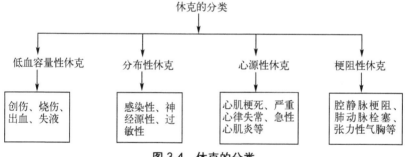

图 3-4　休克的分类

（三）诊断

1. 早期诊断　当有交感神经 - 肾上腺功能亢进征象时，即应考虑休克的可能。早期症状诊断包括：①血压升高而脉压降低；②心率增快；③口渴；④皮肤潮湿、黏膜发白、肢端发凉；⑤皮肤静脉萎陷；⑥尿量减少（25～30ml/h）。

2. 诊断标准　临床上延续多年的休克诊断标准是：①有诱发休克的原因；②有意识障碍；③脉搏细速，超过 100 次 / 分或不能触知；④四肢湿冷，胸骨部位皮肤指压阳性（压迫后再充盈时间超过 2s），皮肤有花纹，黏膜苍白或发绀，尿量少于 30ml/h 或尿闭；⑤收缩压低于

90mmHg；⑥脉压小于 20mmHg；⑦原有高血压者，收缩压较原水平下降 30% 以上。凡符合上述第①项及第②、③、④项中的两项和第⑤、⑥、⑦项中的一项者，可诊断为休克。

二、感染性休克概述

（一）概念

感染性休克（septic shock），是指严重感染导致的低血压持续存在，经充分的液体复苏难以纠正的急性循环衰竭，可迅速导致严重组织器官功能损伤，主要死亡原因为 MODS，病死率高，早期正确诊断和处理与临床结果密切相关。

（二）病因及危险因素

1. **病原体** 引起感染性休克的病原体有细菌、病毒、立克次体、螺旋体、真菌及寄生虫等。有统计资料显示，20 世纪 60 ～ 80 年代，感染性休克的致病菌以革兰阴性菌为主。而 20 世纪 80 年代末以后革兰阳性菌引起感染性休克的机会显著增多。

2. **宿主因素** 对感染性休克的发生有重要影响。多种导致机体免疫受损的因素可增加感染性休克的危险性，如老年人、婴幼儿、分娩妇女、大手术后体力恢复较差者、营养不良、嗜酒、肝硬化、糖尿病、恶性肿瘤、白血病、烧伤、器官移植及长期应用免疫抑制剂与广谱抗菌药物、先天或获得性免疫缺陷、放疗、化疗等。此外，长期留置导尿管或静脉导管等侵袭性操作也极易继发感染性休克。

3. **危险因素** 见表 3-2。

（三）病理生理学

感染性休克是微生物与机体之间相互作用的复杂、变化的过程，从病原微生物感染，到早期的全身炎症反应综合征（systemic inflammatory response syndrome，SIRS）、代偿性抗炎反应综合征（compensatory anti-inflammatory response syndrome，CARS），具有高度的异质性，需要在不同阶段个体化、同一个体阶段化调整和干预，因此，感染性休克的临床干预应该是一个"边诊断边治疗"的过程。

表 3-2　感染性休克的危险因素

一般因素	解剖结构异常或介入治疗	基础疾病	药物因素
年龄 > 65 岁	中心静脉导管	免疫功能缺陷（如	长期使用抗生素
营养不良	近期侵入性手术	AIDS、酗酒）	近期使用类固醇
体温过低或 > 38.2℃	血液透析	恶性肿瘤或白血病	激素
ECOG 身体评分低	胆道系统异常	急性胰腺炎、肠道	化疗药物
（< 2 分）	气管内插管或机	系统疾病	非甾体消炎药
住院时间长	械通气	糖尿病	其他
长期卧床		肾衰竭	放疗
心率 > 120 次 / 分		肝衰竭	
SBP < 110mmHg		存在易出血的感染灶	
或低于基础值的		病毒感染	
60% ～ 70%		器官移植	
		中性粒细胞缺乏	

ECOG，东部肿瘤协作组；AIDS，艾滋病；SBP，收缩压。

1. **感染、炎症反应与免疫**　感染性休克的致病原因为病原微生物感染，临床上表现为以早期 SIRS、CARS 为特征的一系列病理生理学变化，最终导致微循环改变和器官功能障碍。

当病原微生物入侵时，机体免疫系统被激活，固有免疫发挥效应，同时启动获得性免疫反应，最大限度地清除病原微生物，当感染在可控制的范围内时，免疫系统能够有效发挥防御作用，保护机体的内环境稳定，但是如果免疫反应过度，也会对机体造成损伤。

通常认为发生感染性休克时，致病微生物作用于机体，激活免疫细胞并释放、分泌细胞因子或炎性介质，启动凝血级联反应，导致 SIRS 反应；炎症反应加重的同时，抗炎反应也随之加强，机体启动 CARS 反应，部分患者呈现免疫麻痹或免疫无应答，甚至出现混合拮抗反应综合征（mixed antagonist response syndrome，MARS）（图 3-5）。

SIRS 或 CARS 反应造成的组织器官功能障碍反过来影响炎症反应的过程。感染性休克可以不依赖细菌和毒素的持续存在而发生和发展，细菌和毒素仅起到触发急性全身感染的作用，其发展与否及轻重程度则完全取决于机体的反应性。

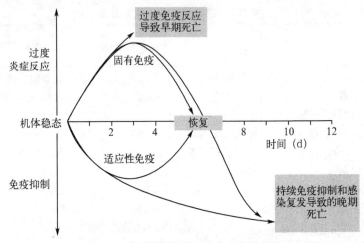

图 3-5　严重感染患者的宿主免疫反应

SIRS/CARS 的发生发展过程存在个体差异，不完全遵循免疫激活到免疫抑制的先后顺序，且机体的促炎反应和抗炎反应在疾病早期即可同时存在。部分个体在疾病早期表现为过度 SIRS 反应，炎症介质过量产生，在清除异物抗原及组织碎片的同时造成正常脏器组织的损伤，从而导致器官功能障碍，甚至衰竭；部分个体在疾病初期即可表现为明显的免疫抑制状态，出现免疫细胞大量凋亡和免疫器官功能障碍，形成免疫麻痹状态，导致继发感染，最终造成组织器官损伤。因此在治疗感染性休克时，应正确评价个体的免疫状态，为进一步治疗提供依据。

2. 感染性休克时的微循环变化　感染性休克时外周血管阻力下降，同时容量血管扩张，导致有效循环血量不足，组织器官低灌注，并最终发展为微循环障碍。感染性休克时的微循环变化分为 3 个时期：微循环缺血期（休克早期、休克代偿期）、微循环淤血期（休克进展期、可逆性失代偿期）、微循环衰竭期 [休克难治期、弥散性血管内凝血（disseminated intravascular coagulation，DIC）期、不可逆期]。由于感染病原体、感染部位、机体免疫状态和炎症反应存在个体差异，休克各期的出现并不完全遵循渐进的发展规律，也可能无明显的界限，发生感染性休克时，更易诱发 DIC 或多器官功能障碍。

（1）微循环缺血期：此期微循环的特点是少灌少流，灌少于流，组织呈缺血缺氧状态。交感神经兴奋，缩血管体液因子如血管紧张素Ⅱ、血管升压素、内皮素、白三烯、血栓素 A_2 等释放，全身小血管包括小动脉、微动脉、后微动脉、毛细血管前括约肌和微静脉、小静脉都持续收缩痉挛，尤其是毛细血管前阻力血管收缩更明显，前阻力增加，大量真毛细血管网关闭，微循环内血液流速缓慢，轴流消失，血细胞出现齿轮状运动。血流主要通过直捷通路或动 - 静脉短路回流，组织灌注明显减少。

（2）微循环淤血期：此期微循环的特点是灌而少流，灌大于流，组织呈淤血性缺氧状态，导致二氧化碳和乳酸堆积，血液 pH 升高，代谢性酸中毒使血管平滑肌对儿茶酚胺的反应性降低；同时，多种扩血管物质如组胺、腺苷、缓解肽、肠源性内毒素、诱导型一氧化氮合酶增多，导致微血管扩张，血压进行性下降，全身各脏器缺血缺氧的程度加重。

（3）微循环衰竭期：严重酸中毒、大量一氧化氮和局部代谢产物释放及血管内皮细胞和血管平滑肌损伤等，均可使微血管发生麻痹性扩张，毛细血管大量开放，微循环中有微血栓形成，血流停止，出现不灌不流状态，组织几乎完全不能进行物质交换，得不到氧气和营养物质供应，甚至可出现毛细血管无复流现象，即指在补液治疗后，血液虽可一度回升，但微循环灌流量仍无明显改善，毛细血管中淤滞停止的血流也不能恢复流动的现象。

除上述典型的病理生理学表现之外，感染性休克微循环功能障碍的特征性表现为功能性毛细血管密度降低、血流分布的不均一性及微循环通透性升高。局部毛细血管表现为低灌注，而另外一些部位毛细血管血流灌注正常或异常增高；氧向组织细胞的弥散距离增加及微循环血流的非均质分布，从而导致氧摄取异常及组织细胞缺氧。

3. 感染性休克时器官系统功能变化　感染往往起源于局部累及全身，炎症介质打击多个靶器官，往往以某个器官系统功能障碍表现为主，并同时出现多个器官系统功能变化，甚至发生 MODS。

（1）心血管功能障碍：由急性全身感染引发的心肌功能抑制可造成心脏泵功能减低，心排血量减少，以致不能满足组织代谢的需求，甚至引起心源性休克而危及各重要器官的血流灌注。心肌功能障碍和心血管炎症反应导致 BNP 和肌酸激酶升高。

（2）呼吸系统功能障碍：感染性休克时由于 SIRS 反应可导致急性

呼吸窘迫综合征（acute respiratory distress syndrome，ARDS）。临床上表现为容积减少、肺顺应性降低、严重的通气／血流失调、进行性低氧血症和呼吸窘迫，肺部影像学上表现为非均一性的渗出性等病变，大部分患者需要呼吸支持。

（3）肾功能障碍：过去认为感染性休克时因肾血流量减少和肾血管收缩导致肾小球滤过率降低，导致急性肾损伤。近年来的研究发现，感染性休克时肾血流量正常甚至增加，然而肾皮质和髓质血流出现再分布，肾血流增加的同时肾小球滤过率反而降低，肾血管阻力增加、毛细血管渗漏及炎症导致微循环功能障碍。

（4）胃肠道功能障碍：感染性休克状况下，内脏血管选择性收缩以保证重要生命器官的血液供应，造成胃肠道缺血缺氧，上皮坏死、脱落，肠道屏障功能受损，通透性增高，细菌、内毒素和其他炎症介质扩散，加重全身炎症反应和导致其他器官功能障碍。

（5）肝功能障碍：可在感染早期发生，与肝脾低灌注有关，导致肝损伤标志物如转氨酶、乳酸脱氢酶、胆红素升高，通常经充分的支持治疗后恢复；晚期的肝功能障碍比较隐蔽，表现为结构和功能的异常，与细菌、内毒素和炎症因子有关。

（6）脑功能障碍：是感染性休克患者常见的严重并发症，与死亡率增加和长期认知功能损害有关。临床上表现为急性意识改变，包括昏迷和神志失常，以及少见的癫痫和局部神经体征；影像学可表现为缺血性脑卒中和脑白质病变。

（7）血液系统功能障碍：感染性休克患者的血液系统功能障碍可表现为凝血酶原时间（prothrombin time，PT）延长、INR 增大或 APTT 延长，血小板降低，血浆纤溶蛋白水平降低。

（8）内分泌系统功能障碍：感染性休克早期内分泌系统激活，炎症介质和细菌产物导致部分激素分泌量绝对或相对减少，如血管加压素水平降低，肾上腺对促肾上腺皮质激素的反应降低，胰岛素抵抗和高血糖等。

（四）临床表现

机体不同部位的感染有相应的临床表现，如呼吸道感染出现咳嗽、咳痰；泌尿系统感染出现尿频、尿急、尿痛等；胆道感染出现 Charcot

三联征乃至五联征等。共同的临床表现如下：

1.**休克代偿期**　此期血压往往正常或略低于正常，在代偿作用下有时甚至轻度升高，但脉压降低。此期，患者由于血流再分布，外周组织和器官灌注减少，引起肢端和面色苍白、发绀、尿量减少。同时由于神经内分泌系统激活，引起心率和脉搏增快、烦躁不安。部分暖休克患者早期可表现为肢端温暖、皮肤干燥、面色潮红，但组织灌注不良存在，容易漏诊。

2.**休克失代偿期**　此期由于代偿作用消失，心脑血供下降，表现为神志烦躁加剧或萎靡、嗜睡，甚至出现神志不清。同时血压进行性下降，组织缺血缺氧加剧，尿量进一步减少或无尿，皮肤可出现花斑，实验室检查提示酸中毒表现。

3.**休克难治期**　此期的突出表现为循环衰竭、DIC 及 MODS：①循环衰竭表现为血压持续下降或难以测出，对血管活性药物反应性差；②凝血功能异常，出现 DIC 表现，如出血、皮下瘀斑、贫血等；③各器官功能障碍和衰竭可出现各自的临床表现，如肾功能不全出现少尿或无尿，ARDS 患者出现呼吸频率和节律的异常等。

（五）诊断

感染性休克的诊断是一个综合评估的过程，包括基础生命体征的监测，感染病原学诊断，以及对心血管、呼吸、消化、肝脏、肾脏等各器官系统功能的评估。此外，还需要对微循环功能状态进行评估。

2014 年 1 月，ESICM 和 SCCM 组织来自重症医学、感染性疾病、外科和呼吸系统疾病的 19 位专家，对脓毒症和感染性休克进行基于循证医学证据的探究和讨论，制定了新的定义和诊断标准（Sepsis 3.0）（脓毒症 2016 第 3 版）。

脓毒症定义：机体对感染的异常反应引起的危及生命的器官功能障碍。器官功能障碍：序贯性器官功能衰竭评分（SOFA）≥ 2 分。

新定义认为，脓毒症是宿主对感染的反应失调，产生危及生命的器官功能损害。该定义强调了感染导致宿主产生内稳态失衡、存在潜在致命性风险、需要紧急识别和干预。

在定义器官功能衰竭时，专家组认为 SOFA 是现在普遍被大家接受，也是反映患者严重程度上相对精确的量表。

专家组建议当 SOFA 评分 ≥ 2 时，可以认为患者出现器官功能衰竭，也就是说 Sepsis 3.0= 感染＋ SOFA ≥ 2（表 3-3）。

表 3-3　序贯性器官功能衰竭评分（SOFA）

器官或系统	指标	得分
呼吸系统		
PaO_2/FiO_2[mmHg（kPa）]	＜ 400（53.3）	1
	＜ 300（40）	2
	＜ 200（26.7）＋机械通气	3
	＜ 100（13.3）＋机械通气	4
神经系统		
Glasgow 昏迷评分	13～14	1
	10～12	2
	6～9	3
	＜ 6	4
心血管系统		
平均动脉压	＜ 70mmHg	1
药物剂量 [μg/（kg·min）]	多巴酚丁胺（任何剂量）或多巴胺≤ 5	2
	多巴胺＞ 5 或（去甲）肾上腺素≤ 0.1	3
	多巴胺＞ 15 或（去甲）肾上腺素＞ 0.1	4
肝脏		
胆红素 [mg/dl（μmol/L）]	1.2～1.9（20～32）	1
	2.0～5.9（33～101）	2
	6.0～11.9（102～204）	3
	＞ 12（＞ 204）	4
凝血系统		
血小板（×10^9/L）	＜ 150	1
	＜ 100	2
	＜ 50	3
	＜ 20	4
肾脏		
肌酐 [mg/dl（μmol/L）]	1.2～1.9（110～170）	1
或尿量（ml/d）	2.0～3.4（171～299）	2
	3.5～4.9（300～400）或＜ 500	3
	＞ 5（＞ 440）或＜ 200	4

感染性休克（脓毒症性休克）定义为组织低灌注，表现为经过最初的液体复苏后持续低血压或血乳酸浓度≥ 4mmol/L[或循环功能衰竭，经过充分的液体复苏后，需给予血管活性药才能维持平均动脉压（MAP）≥ 65mmHg 及血乳酸（Lac）＞ 2mmol/L]。

感染性休克的诊断强调标准化流程，即使医院缺少相关的设备，也要创造条件进行标准化统一操作。应结合现病史和既往疾病状况，识别休克相关的症状和体征，检测实验室指标进行诊断。首选明确感染的证据，再进行感染性休克的诊断，并评估器官功能状态，分析其个体化的病理生理学过程。主要的诊断方法和流程见图 3-6。

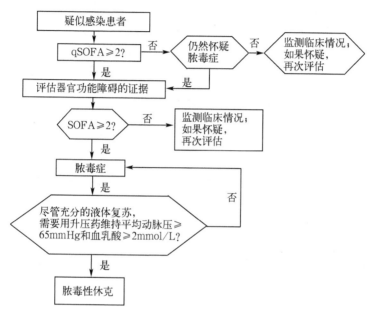

图 3-6　感染性休克的诊断方法和流程

qSOFA：格拉斯哥评分 13 分以下，收缩压 100mmHg 以下及呼吸频率 22 次/分以上

（六）鉴别诊断

感染性休克应与低血容量性休克、心源性休克、过敏性休克、神经源性休克等相鉴别。有时，几种休克类型还会同时存在，病因更为复杂，且病情严重。因此，尽早明确病因尤为重要。

（七）治疗

感染性休克是一种急症，在做好必要检查的同时，必须争分夺秒地进行抢救和治疗。主要治疗原则为及时纠正休克，恢复有效循环血量和全身组织器官的血流灌注，维护重要脏器功能；积极控制原发性感染，消除病因。

1. 一般紧急处理　保持患者温暖和安静；平卧位，下肢抬高 30°；鼻导管或面罩吸氧，保持呼吸道通畅；建立静脉通道，必要时做周围静脉切开或深静脉插管，病情严重者进行血流动力学监测等。应密切观察患者生命体征和尿量、周围血管灌注情况的变化，并注意皮肤、黏膜是否出现出血点或瘀斑。

2. 感染性休克的初始治疗　见表 3-4。

表 3-4　感染性休克的初始治疗

时机	治疗措施	目标
即刻处理	OMI（吸氧、监测、静脉通路）： 将患者安置于抢救室或监护室，休克体位 吸氧，建立生命支持通道，监护重要生命体征 识别意识状态	
1h 内目标	开始液体复苏，纠正酸碱平衡失调和电解质紊乱 获取病原学标本送检 开始抗菌药物治疗	MAP ≥ 60mmHg
3h 目标	检测 CVP 和 MAP 监测乳酸水平 维持血压稳定 使用血管活性药物（用于对早期液体复苏无反应的低血压） 有条件时可开展超声或其他无创设备检测	MAP ≥ 65mmHg 血乳酸降低
6h 目标	应用血管活性药维持 MAP 初始液体复苏后持续低血压或初始乳酸水平超过 4mmol/L 时，需要重复评估容量状态和组织灌注，以下两者之一予以评估： 评估生命体征＋心肺功能＋毛细血管再充盈＋脉搏＋皮肤改变 测量 CVP ＋中心静脉血氧饱和度（ScvO$_2$）＋床旁超声（心肺）＋被动抬腿试验或液体负荷试验以评估液体反应性（任意两项） 如果初始乳酸水平增加，则重复予以测量	MAP ≥ 65mmHg 尿量 ≥ 0.5ml/（kg·h） CVP 达到 8～12mmHg ScvO$_2$ 达到 ≥ 0.70 乳酸水平正常

3. 抗感染治疗　控制感染是感染性休克的基础治疗措施。

（1）感染源控制：需要紧急控制感染灶时（如坏死性筋膜炎、腹膜炎、胆管炎、肠梗死），推荐及时做出解剖学诊断或排除诊断；如果可行，对于可控制的感染灶，宜尽早采取措施控制感染源（12h 内）。严重感染需控制感染源时，应采取对生理损伤最小的有效干预措施（如经皮穿刺引流脓肿而非手术引流），必要时可手术。如果留置导管是感染性休克可能的感染灶，应在建立其他血管通路后立即拔除。

（2）早期抗微生物治疗

1）治疗时机：在控制感染源的基础上，推荐在感染性休克确诊后尽早开始（1h 内）静脉使用有效的抗菌药物治疗。推荐初始经验性抗感染治疗应包括可以覆盖所有可能的致病微生物 [细菌和（或）真菌或病毒] 的一种或多种药物，并保证充分的组织渗透浓度。

2）药物选择：经验性治疗应根据患者现有疾病和当地病原菌分布特点，尽可能针对最有可能的病原菌使用抗菌药物。建议应用经验性联合用药治疗中性粒细胞减少的严重感染和难治性多重耐药菌如不动杆菌和假单胞菌感染患者。对有呼吸衰竭和感染性休克的严重感染患者，建议应用广谱 β - 内酰胺类联合氨基糖苷类或氟喹诺酮类药物治疗铜绿假单胞菌。同样建议应用 β - 内酰胺类联合大环内酯类药物治疗肺炎链球菌感染的感染性休克患者。

3）治疗疗程：对感染性休克患者，建议经验性联合治疗不超过3 ～ 5d。一旦病原菌的药物敏感试验结果确定，结合患者临床情况降级到最恰当的单药治疗。但是，对于铜绿假单胞菌感染及部分心内膜炎，以及存在无法清除的感染病灶，应延长抗菌药物联合使用的时间。

4. 器官和系统功能支持

（1）循环功能支持

1）容量复苏：给予充分的血容量支持，可从静脉及胃肠道补给，保证组织灌注，快速扩容以增加心排血量和运输氧的能力，保证脑组织及各器官组织氧的供给，迅速恢复循环血容量，减少器官血流灌注不足的时间，防止发生 MODS。

a. 容量复苏的目标：一旦确定存在组织低灌注时应当立即进行，不应延迟到患者入住重症监护病房以后。对急性全身感染导致的低灌注的复苏目标包括以下所有内容，并作为治疗方案的一部分：① CVP 8 ～ 12mmHg；② MAP > 65mmHg；③ 尿量 > 30ml/h；④ $ScvO_2 \geqslant 0.70$ 或混合静脉血氧饱和度（SvO_2）$\geqslant 0.65$。对以乳酸水平升高作为组织低灌注指标的患者，以乳酸水平降至正常作为复苏目标。

b. 容量复苏的原则：感染性休克早期，患者均有血容量不足，根据血细胞比容、CVP 和血流动力学监测选用补液的种类，掌握输液的速度。推荐晶体为主，有利于防止胶体从血管渗漏导致肺水肿和心力衰竭的发生。低蛋白血症患者推荐输注白蛋白。

c. 液体治疗：①首选晶体液进行液体复苏；②可加用白蛋白进行液体复苏；③建议不用 MW > 200 和（或）取代基 > 0.4 的羟乙基淀粉；④初始液体复苏量 ≥ 1000ml 晶体液，至少在第 4 ～ 6 小时补充 30ml/kg 液体量；⑤液体复苏中可进行容量负荷试验，监测指标包括脉压、每搏变异度（SVV）、心排血量、动脉压及心率的变化。

d. 需要强调的是，容量复苏应考虑疾病需要，以及患者心血管的顺应性，心血管顺应性差（如心力衰竭或肾衰竭）时，输液速度不宜太快。不建议早期进行有创检测，因为相当一部分患者可以从早期液体复苏中恢复。

e. 准确记录出入量：出量包括大小便量、呕吐物量、引流量、出血量、创伤的渗血渗液量、皮肤出汗量、肺呼出量等。入量包括饮水量、饮食量、输入液体量等，用量杯准确测量出入量并记录，作为补液的参考值。

2）血管活性药：感染性休克不同阶段的病理生理过程十分复杂，治疗关键是纠正血流动力学紊乱；治疗的主要目标是改善组织器官的血流灌流，恢复细胞的功能与代谢。

经过充分液体复苏，血压仍不达标，为了使 MAP > 65mmHg 需要加用血管升压药物，首选去甲肾上腺素；只有当患者心律失常发生风险较低，且低心排血量时，才考虑使用多巴胺。为将 MAP 提升至目标值或减少去甲肾上腺素的使用剂量，可在去甲肾上腺素的基础上加用血管加压素（最大剂量 0.03U/min）。应用血管加压素不能改善病死率，但可以减少去甲肾上腺素的用量并且是安全的。在休克早期，由于交感神经兴奋，儿茶酚胺释放过多，可以造成血压"假性"升高，此时不应使用降压药物。

去甲肾上腺素主要作用于 α 受体,而刺激心脏 β_1 受体的作用轻微,对 β_2 受体几乎无作用,与肾上腺素相比,其血管收缩效应突出,正性肌力效应较弱,并反射性地引起心率减慢。临床应用的主要是其升压作用,对心排血量的影响取决于血管阻力的大小、左心室功能状态及各种反射的强弱。静脉输注时剂量在 $0.1 \sim 1\mu g/$ (kg·min),能有效提升平均动脉压,而在剂量 > $1\mu g/$ (kg·min) 时,其导致炎症、心律失常、心脏毒副作用变得突出和明显。

临床上,宜严密细致地监测血压变化,$10 \sim 30min$ 一次,同时观察患者的皮肤颜色、温度、指压恢复时间等相关体征,在有条件的情况下可放置动脉导管进行有创血压监测。目标血压值能否作为评估患者死亡率的指标尚存争议。有研究结果显示,血压治疗指标差异对于感染性休克死亡率并无影响,高平均动脉压目标组($80 \sim 85mmHg$)与低平均动脉压目标组($65 \sim 70mmHg$)相比第 28 天并没有生存优势。值得注意的是,对原有高血压病史的患者进行亚组分析,发现高平均动脉压目标组急性肾损伤的发生率和肾替代治疗率均较低。

3）正性肌力药物治疗：推荐出现以下情况时,试验性应用多巴酚丁胺,以 $2\mu g/$ (kg·min) 开始,最大剂量为 $20\mu g/$ (kg·min),或在升压药基础上加用多巴酚丁胺。心脏充盈压增高和低心排血量提示心功能不全；尽管循环容量充足和 MAP 达标,仍然持续存在低灌注征象。

（2）呼吸功能支持：感染性休克患者可首先给予鼻导管给氧或面罩给氧、无创呼吸机辅助呼吸,血气分析 1h 一次。如氧饱和度不稳定时,或难以纠正的酸碱平衡紊乱,立即给予气管插管呼吸机辅助呼吸,维持生命体征,保证全身各组织器官氧的供给。

急性全身感染引发的 ARDS 患者目标潮气量为 6ml/kg。推荐 ARDS 患者测量平台压,使肺被动充气的初始平台压目标上限为 $\leqslant 30cmH_2O$。推荐使用呼气末正压（positive end-expiratory pressure,PEEP）以避免呼气末的肺泡塌陷（萎陷伤）。

推荐对机械通气的严重感染患者制订撤机方案,常规进行自主呼吸试验评估,当满足下列标准时终止机械通气：可唤醒；血流动力学稳定（未使用血管加压药物）；没有新的潜在的严重情况；对通气和呼气末压力的需求较低；FiO_2 的需求较低,能够通过鼻导管安全输送等,应考虑拔管。

（3）肾功能支持：充分容量复苏的前提下，患者尿量仍没有增加、内环境不稳定时，应及早给予肾功能支持。

连续性肾脏替代治疗（continuous renal replacement therapy, CRRT）和间断血液透析对严重感染导致的急性肾衰竭患者的效果相当。但鉴于CRRT能连续、缓慢、等渗地清除水分及溶质，容量波动小，更适合感染性休克血流动力学不稳定的患者，故建议使用CRRT辅助管理血流动力学不稳定的患者的液体平衡。

碳酸氢盐治疗：对低灌注导致的 pH ≥ 7.15 的乳酸血症患者，不建议使用碳酸氢钠改善血流动力学或减少血管加压药物的需求。

（4）消化系统功能支持：预防应激性溃疡（stress ulcer, SU）。有出血危险因素的感染性休克患者，推荐使用 H_2 受体阻滞剂或质子泵抑制剂预防应激性溃疡，可减少上消化道出血发生率。没有危险因素的患者不建议进行预防治疗。

（5）内分泌功能调节：目标血糖上限≤ 10.0mmol/L （180mg/dl）。推荐应该在有营养支持的情况下控制血糖，以防止低血糖发生。当连续2 次血糖水平> 10.0mmol/L （180mg/dl）时，开始使用胰岛素定量治疗。推荐每 1 ~ 2h 监测血糖值，直到血糖值和胰岛素输注速度稳定后改为每 4h 监测一次。

（6）血液系统功能支持

1）血液制品：一旦组织低灌注得到改善且无下列情况，如心肌缺血、严重低氧血症、急性出血或缺血性心脏疾病，推荐在血红蛋白< 70g/L时输注红细胞使得成人血红蛋白浓度达到目标值 70 ~ 90g/L。为避免高钾血症，减少库存血输入量，不推荐使用促红细胞生成素作为严重感染相关性贫血的特殊治疗。

严重感染患者无明显出血时，建议血小板计数 $<10\times10^9/L$ 时预防性输注血小板。如患者有明显出血风险，建议血小板计数< $20\times10^9/L$ 时预防性输注血小板。当有活动性出血、手术、侵入性操作时建议维持血小板计数≥ $50\times10^9/L$。

严重感染或感染性休克的成人患者，不建议常规静脉使用免疫球蛋白。如果无出血或无侵入性操作计划，不建议使用新鲜冷冻血浆纠正实验室凝血异常。不推荐使用抗凝血酶治疗感染性休克。

2）深静脉血栓的预防：推荐严重感染患者用药物预防 VTE。推荐每日皮下注射低分子量肝素。当肌酐清除率＜ 30ml/min 时，使用达肝素钠或另一种肾脏代谢率低的低分子量肝素或普通肝素。建议尽量联合使用药物和间歇充气加压装置对严重感染患者进行预防。

（7）免疫调节及炎性控制治疗：发生严重感染时，由于低皮质醇水平的出现，下丘脑 - 垂体 - 肾上腺轴激活，同时，受体对激素的敏感程度升高，这都有助于改善机体代谢和微循环状况，从而对器官起到保护作用。但是，若过量给予外源性糖皮质激素，作用于垂体的糖皮质激素受体会引起下丘脑 - 垂体 - 肾上腺轴负反馈抑制。

对成人感染性休克患者，如充分的液体复苏和血管活性药能恢复血流动力学稳定（详见容量复苏的目标），不建议使用静脉注射糖皮质激素。如未达目标，在排除存在持续免疫抑制的情况下建议静脉应用糖皮质激素。应用氢化可的松时，采用持续滴注而非间断静脉注射。需要强调的是，肾上腺皮质功能低下的患者，可小剂量使用激素；在 SIRS 反应初期，激素应用对患者具有积极的作用；但对于免疫抑制的患者应谨慎使用。应用氢化可的松时应该注意与头孢哌酮类抗菌药物的配伍禁忌，以免发生双硫仑样反应。

其他免疫调节药物在感染性休克的治疗中可发挥重要作用。早期的 SIRS 反应是指各种感染或非感染性的因素作用于机体引起各种炎症介质过量释放和炎症细胞过度激活而产生的一种病理生理状态。调控机体的免疫反应，及时有效地阻断 SIRS 向 CARS 和 MODS 发展是危重病患者治疗成功的关键环节，推荐使用乌司他丁。乌司他丁是体内天然的抗炎物质，通过抑制炎症介质的产生和释放，保护血管内皮，改善毛细血管通透性、组织低灌注和微循环，保护脏器功能，有效降低脓毒症患者的 28d 死亡率。可根据病情适当调整乌司他丁的剂量和使用时间。胸腺素 α_1 作为免疫调节剂可刺激 T 淋巴细胞分化、增殖、成熟，还可抑制淋巴细胞凋亡，调节细胞因子分泌，对于部分 T 细胞免疫功能缺陷的患者纠正感染性休克导致的免疫功能紊乱有一定临床意义。

（8）营养支持：经胃肠道途径容量复苏及早期肠道营养支持需要在维持血流动力学稳定、肠道功能较好或恢复的状态下，适量给予，循序渐进。

在确诊严重感染 / 感染性休克最初的 48h 内，可以耐受的情况下给予经口饮食或肠内营养（如果需要）。在第 1 周内避免强制给予全热量营养，建议低剂量喂养 [如每日最高 2092 kJ（500kcal）]，仅在可以耐受的情况下加量。

建议在确诊严重感染 / 感染性休克的最初 7d 内，使用静脉输注葡萄糖和肠内营养，而非单独使用全胃肠外营养或肠外营养联合肠内营养。对严重感染患者，不建议使用含特殊免疫调节添加剂的营养制剂。

对有营养风险的脓毒症患者，接受肠内营养 3 ～ 5d 仍不能达到50% 目标量，建议添加补充性肠外营养。

（八）感染性休克的预后评价方法

6h 乳酸清除率 < 50%，以及血浆降钙素原（PCT）> 10ng/ml，被认为是预后不佳的实验室指标。

急性生理与慢性健康评分（acute physiology and chronic health evaluation, APACHE Ⅱ）用于预测死亡率，变量包括体温、平均动脉压、心率、呼吸、氧合程度、电解质、器官功能等。序贯脏器衰竭评价评分（sequential organ failure assessment, SOFA）用于评估器官功能障碍的严重程度，变量包括心血管、神经、肾、肝、呼吸、凝血功能。

严重感染及感染性休克的诊疗流程见图 3-7。

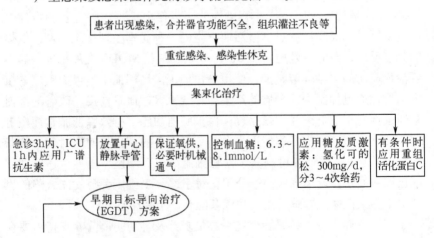

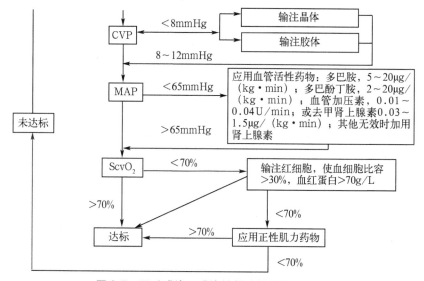

图 3-7　严重感染及感染性休克的诊疗流程

（令狐红霞　张艳明　赵学红　范甲卯）

第五节　化疗药物外渗防治

一、细胞毒性药物的分类

（一）化疗药物根据外渗后皮肤损伤程度的分类（表 3-5）

表 3-5　化疗药物根据外渗后皮肤损伤程度的分类

发疱剂	非 DNA 限制性	长春碱类	长春新碱、长春碱、长春瑞滨
	DNA 限制性	紫杉醇类	紫杉醇、多西紫杉醇
		烷化剂	氮芥
		蒽环类	柔红霉素、多柔比星、表柔比星、去甲氧基柔红霉素
		其他	放线菌素 D、丝裂霉素 C

续表

刺激剂	烷化剂	卡莫司汀、达卡巴嗪、环磷酰胺、异环磷酰胺、美法仑、塞替派
	抗代谢类药物	阿糖胞苷、氟达拉滨、氟尿嘧啶、吉西他滨、甲氨蝶呤
	其他化疗药物	伊立替康、博来霉素、依托泊苷、替尼泊苷、顺铂、卡铂、奥沙利铂、米托蒽醌

（二）常用非抗肿瘤类细胞毒性药物的分类（表 3-6）

表 3-6　常用非抗肿瘤类细胞毒性药物的分类

常见刺激性药物	常见发疱性药物
青霉素	其他肠外输注药物
头孢菌素	钙制剂
两性霉素 B	显影剂
阿昔洛韦	钾制剂
甘昔洛韦	多巴胺
苯丙巴比妥	硝化钠制剂
地西泮（安定）	10%、20%、50% 的葡萄糖制剂
碘制剂	

二、渗漏机制

药物短时间内快速、大量进入血管，超过血管的缓冲力或在血管受损处堆积，血管内膜受累，静脉发生痉挛，血管壁缺血缺氧，通透性增加，药物渗漏。刺激性药物长时间滴入血管，刺激血管内膜致静脉炎（图 3-8）。

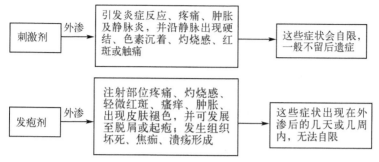

图 3-8 药物渗漏的机制

三、血管损伤的临床表现（图 3-9）

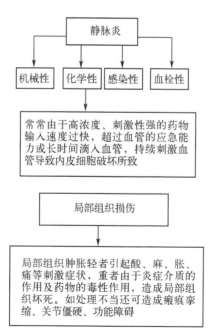

图 3-9 血管损伤的临床表现

四、药物渗漏防治

（一）预防

熟悉药物的性质，正确选择静脉。

1. 根据溶液或药物的类型、pH、渗透压、浓度、溶药速率和给药量，选择适当的输液途径。采用适当稀释、调节 pH、减慢注射速度、适当调节室温及穿刺部位保暖、提高注射液温度等措施，以减少药液对管壁的刺激（多巴胺、甘露醇）。

2. 对血管活性药和渗透压高、刺激性强的药物及末梢循环差的患者宜选择粗大静脉穿刺，避免同一部位多次、长时间输液。

（1）渗透压：影响血管壁细胞水分子的移动。正常血清 $240 \sim 340 \text{mOsm/L}$，$285 \text{mOsm/L}$ 是等渗标准线；等渗溶液 $240 \sim 340 \text{mOsm/L}$：$0.9\%$ 生理盐水、5% 糖盐水；低渗溶液 $< 240 \text{mOsm/L}$：0.45% 生理盐水；高渗溶液 $> 340 \text{mOsm/L}$：10% 葡萄糖溶液。

（2）渗透压越高，对血管的刺激越大。高度危险：$> 600 \text{mOsm/L}$；中度危险：$400 \sim 600 \text{mOsm/L}$；低度危险：$< 400 \text{mOsm/L}$；研究证明，渗透压 $> 600 \text{mOsm/L}$ 的药物可在 24h 内造成化学性静脉炎，药物随着配制溶液的种类不同，出现不同的渗透压值。

3. 酸碱度：正常血清 $7.34 \sim 7.45$，< 7.35 为酸性，> 7.45 为碱性。

4. 最佳静脉的条件：柔软、直、有弹性；有完整、有弹性的皮肤支持；富有弹性，易于触及，充盈良好；不易滑动。

（1）静脉的大小及长度：根据治疗方案选择的静脉能容纳输液量的传输及提供必需的血液稀释。

（2）静脉的位置：应避免关节部位；已损伤的部位；新近穿刺过的静脉之下的部位；下肢末端；受限制的部位。

（3）禁忌：乳房切除术患侧血管；动静脉分流术；硬化的静脉；不完整的静脉；不完整的皮肤。

（二）化疗安全用药流程（图 3-10）

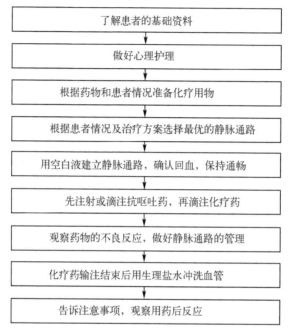

図 3-10　化疗安全用药流程

（三）治疗

1. 停止注射，回抽，干棉签压迫 3min 左右，局部环形封闭，24 ～
48h 抬高受累部位。

2. 局部冷敷

（1）使神经细胞末梢及细胞敏感性下降，血管收缩，减少药物吸收，
减轻对组织细胞的损伤。

（2）降低组织代谢，抑制血管的炎性渗出和出血，减轻疼痛。

（3）低温使血管内皮细胞抗损能力增加，减少静脉炎发生。

（4）冷敷 24 ～ 48h，每日 4 次，每次 30min，植物类药物不易冷敷。

3. 热敷：加快外渗药物的吸收和分散，植物类药物（长春新碱、长
春瑞滨、鬼白类等）、奥沙利铂外渗时多用热敷。

4. 草酸铂禁冷敷。

五、处理化疗药物外渗常用药

1. 地塞米松、利多卡因、土豆片：消肿、镇痛、消炎，促进正常细胞代谢及溃疡愈合。

2. 硫酸镁：33% ～ 50% 湿敷松弛血管平滑肌，解除血管痉挛，扩张毛细血管，改善微循环，缓解局部炎症。

3. 高渗液外敷：减轻炎症渗出，缓解肿胀、疼痛。

4. 山莨菪碱（654-2）湿敷：减轻水肿、解除痉挛、促进血液循环。

5. 湿润烧伤膏、喜疗妥、六神丸、芦荟汁外敷。

6. 拮抗剂：氮芥、丝裂霉素、放线菌素 D——硫代硫酸钠；多柔比星、长春新碱——$NaHCO_3$；榄香烯乳——维生素 B_{12}。

化疗药物外渗的防治流程见图 3-11。

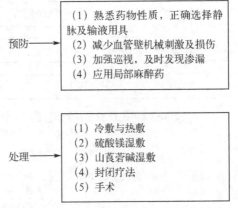

图 3-11　化疗药物外渗的防治流程

（张艳明　宋淑英　薛青梅　张子旋）

第4章
神经系统

第一节　脊髓压迫症诊治

脊髓压迫症是肿瘤患者脊髓受到急性或亚急性压迫，导致神经功能的损伤，产生一系列神经压迫症状，是肿瘤患者最严重的并发症之一。

一、临床表现

95%的患者出现背部疼痛，体位改变时加重，有束带感，出现肢体无力，且进行性加重以至截瘫，可出现尿潴留、大小便失禁。出现上述症状，应及时进行神经系统检查，脊柱 MRI 或 CT、ECT 检查，进行相关实验室检查，较易出现脊髓压迫症的疾病是乳腺癌、肺癌、前列腺癌、肾癌等。

二、诊断

结合患者病史、症状、体征、椎体 MRI 可以进行诊断，及早治疗，一旦截瘫，功能难恢复。

三、治疗

1.立即住院治疗。

2. 控制疼痛。

3. 急诊检查和减压治疗：静脉给予地塞米松 8 ～ 10mg，每 6h 一次。48 ～ 72h 后，每 6h 口服 4 ～ 8mg。4d 后逐渐减量。症状再次加重，剂量上升为前一剂量水平。

4. 手术治疗：属于病因治疗。

5. 放疗

（1）适应证：①放射高中度敏感肿瘤，无脊柱不稳定的患者；②无脊柱不稳定或有神经损伤但已手术固定或术后放疗者。

（2）范围、剂量：照射范围为病变上下 1 ～ 2 个椎体，剂量一般为 30 ～ 50Gy/（2 ～ 5）周。

6. 化疗：一般为辅助治疗。化疗多用于化疗敏感，且广泛播散的成人肿瘤；化疗敏感的儿童肿瘤。

脊髓压迫症的诊治流程见图 4-1。

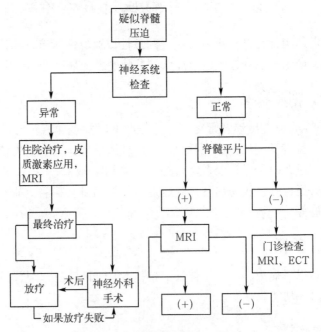

图 4-1　脊髓压迫症的诊治流程

（张艳明　张东峰　张慧娟　张子旋）

第二节　脑转移癌诊治

脑转移癌指人体其他部位的恶性肿瘤转移至颅内,在肿瘤的各器官转移中居第三位。据统计 25% ~ 35% 的恶性肿瘤可发生脑转移,其中约 80% 来自肺和乳腺,其他常见部位是大肠、泌尿生殖系统、黑色素瘤、前列腺、胰腺、白血病、非霍奇金淋巴瘤、肝和骨及软组织肉瘤。其转移途径主要经动脉血进入颅内,由于部位特殊,可发生严重并发症。有时,尽管原发肿瘤得到了控制,也可因脑转移瘤致死。

一、临床表现

脑转移癌大多数慢性起病,但病程往往进展迅速。大多数患者有中枢神经系统功能紊乱的症状,约 50% 的患者有头痛症状,以及常见的恶性、呕吐、视物模糊、语言障碍、肢体肌力减退、共济失调、脑神经麻痹、颅内压升高等症状。25% 的患者出现视盘水肿。颅内转移瘤 70% ~ 80% 是多发的。

二、诊断

结合患者病史、症状及体征,首选 MRI 扫描,其次是强化 CT 扫描。多发脑转移较常见,MRI 扫描诊断多发脑转移为 70% 以上,1 ~ 3 个转移灶者为 70% ~ 80%,3 个以上者为 20% ~ 30%。

三、治疗

目前脑转移的治疗方法是外科手术治疗、全脑放疗(WBRT)、立体定向放疗(SRT)和化疗等。

脑转移癌的诊治流程(1 ~ 3 个转移灶)见图 4-2。

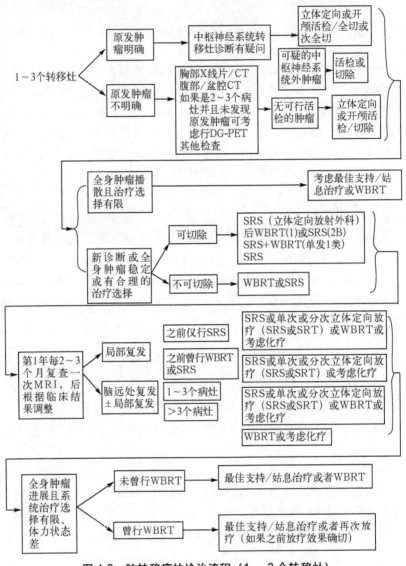

图 4-2　脑转移癌的诊治流程（1～3个转移灶）

（翟玉峰　贺红杰　张慧娟）

第三节　昏迷诊治

一、定义

昏迷是指由于各种病因导致的高级神经中枢结构与功能活动（意识、感觉和运动）受损所引起的严重意识障碍。

二、病因

1. 重症急性感染：败血症、肺炎、颅内感染等。
2. 颅内非感染性疾病：脑血管疾病、脑占位性疾病、颅脑损伤、癫痫。
3. 内分泌与代谢障碍：尿毒症、肝性脑病、肺性脑病、甲状腺危象、糖尿病性昏迷、低血糖。
4. 心血管疾病：重度休克、心律失常引起阿斯伯格（A-S）综合征。
5. 水电解质紊乱。
6. 外源性中毒。
7. 物理性及缺氧性损伤：中暑、触电、日射病、高山病。

三、发生机制

由于脑缺血、缺氧、葡萄糖供给不足、酶代谢异常等因素引起脑细胞代谢紊乱，导致网状结构功能损害和脑活动功能减退，均可产生意识障碍。

意识障碍由两部分组成：意识内容（即大脑皮质功能，记忆、思维、定向、情感）、意识"开关"（感觉传导通路、脑干网状结构）。

四、临床表现

1. **轻度昏迷**　意识大部分丧失，无自主活动，对声、光刺激无反应，对疼痛刺激尚可出现痛苦的表情或肢体退缩等防御反应，角膜反射、瞳孔对光反射、眼球运动、吞咽反射等存在。
2. **中度昏迷**　对周围事物及各种刺激均无反应，对剧烈刺激可出现防御反射，角膜反射减弱，瞳孔对光反射迟钝，眼球无转动。
3. **深度昏迷**　全身肌肉松弛，对各种刺激全无反应，深浅反射均消失。

五、诊断

本病诊断依据病史采集、一般检查（如生命体征、气味、皮肤黏膜、有无头颅外伤体征、有无脑膜刺激征、疼痛反应、脑干功能检查、颅内病变）、血生化、凝血系列、头颅 CT 等。

六、治疗

1. 尽快查明原因，针对病因治疗。

2. 暂时不能入院者，可在门诊先行对症治疗。

（1）保持呼吸道通畅，吸氧，应用呼吸兴奋剂，必要时行气管切开或使用呼吸机。

（2）维持有效血液循环，给予强心、升压药物，纠正休克。

（3）颅内压增高者可给予降颅压治疗，必要时行侧脑室穿刺引流等。

（4）预防或抗感染治疗。

（5）控制高血压及高体温。

（6）应用地西泮、苯巴比妥等止抽搐。

（7）纠正水、电解质紊乱，补充营养。

（8）给予脑代谢促进剂，如 ATP、辅酶 A、胞磷胆碱等。

（9）给予促醒药物，如醒脑静等。

（10）注意口腔、呼吸道、泌尿道及皮肤护理。

昏迷的抢救流程见图 4-3。

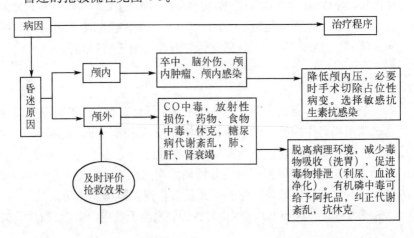

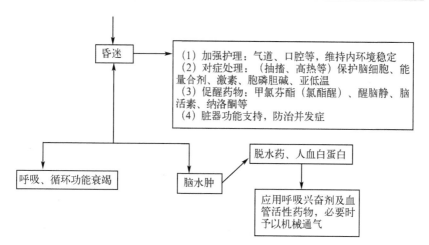

图 4-3　昏迷的抢救流程

（翟玉峰　贺红杰　张慧娟　张艳明）

第5章

血液系统

第一节 发热性中性粒细胞减少症诊治

一、概述

发热性中性粒细胞减少症（FN）属于内科急症。粒细胞缺乏症是最常见的骨髓毒性不良反应，发生率达51%，未经治疗的粒细胞缺乏症患者可出现感染等严重并发症，死亡率达50%，即使采取积极抗生素治疗，死亡率仍达14%。

二、定义

发热性中性粒细胞减少症定义为单次体温 ≥ 38.3℃，或 ≥ 38℃持续1h，同时中性粒细胞 < $0.5×10^9$/L 或 < $1.0×10^9$/L，但预计48h后 < $0.5×10^9$/L。

三、高危因素

1.老年患者，特别是 > 65 岁。

2.既往接受过放化疗。

3.早期中性粒细胞下降，或肿瘤累及骨髓。

4.治疗前存在：①中性粒细胞减少、感染、近期手术、开放性伤口；②低体力评分；③肾功能不全；④肝功能障碍、胆红素升高；⑤人类免疫缺陷病毒（HIV）感染患者。

四、危险评估

找出有严重并发症危险的患者（有下列因素之一）：①住院患者；②明显的并发症；③临床不稳定性或复杂性的感染，如肺炎；④肾功能或肝功能异常；⑤肿瘤进展；⑥接受干细胞移植者；⑦预计严重的粒细胞减少（＜100/μl）超过 7d；⑧国际肿瘤支持协会（MASCC）评分 ≤ 21 分（表 5-1）。

表 5-1　MASCC 评分

特征	权重得分
疾病负荷	
无症状或轻微症状	5
中度症状	3
无低血压	5
无慢性阻塞性肺疾病	4
实体瘤或血液性恶性肿瘤伴有真菌感染	4
无脱水	3
门诊患者	3
年龄＜60 岁	2

五、治疗

（一）治疗原则

治疗原则为隔离、紫外线消毒病房、抗生素应用、粒细胞集落刺激因子（G-CSF）应用、营养支持。

（二）抗生素的应用

1. 应用抗生素前必须做血培养（来自不同静脉穿刺部位的 2 份血培养，如有中心静脉管，其中一份必须来自此），如有可疑感染部位，需进行病原菌的检测。

2. 立即静脉给予足量广谱杀菌性抗生素。

3. 治疗开始 3d 内不再发热

（1）病原明确：调整为最适合的治疗，对于持续中性粒细胞减少的患者应继续使用广谱抗生素。

（2）病原不明确：①高危，继续同样的抗生素治疗。②低危，改为口服抗生素＋出院。

（3）抗生素治疗期间：①骨髓恢复早，中性粒细胞绝对计数≥$0.5×10^9$/L，可在无发热 2d 后停用抗生素。②在第 7 天前中性粒细胞绝对计数≥$0.5×10^9$/L，7d 以后停用抗生素。③在第 7 天前中性粒细胞绝对计数＜$0.5×10^9$/L：高危，继续同样的抗生素治疗；低危，临床状态好，无发热，5～7d 后停用抗生素。

4. 治疗开始 3d 内不明原因持续发热

（1）在第 4～5 天时再评估：出现非细菌性感染、耐药菌感染、继发感染、抗生素浓度不足、药物热、导管部位感染。

（2）更换或加用抗生素（重复培养）。

（3）对于顽固性发热，抗生素治疗的持续时间：①中性粒细胞绝对计数≥$0.5×10^9$/L：中性粒细胞绝对计数恢复后 4～5d，经再评估后停药。②中性粒细胞绝对计数＜$0.5×10^9$/L：连用 2 周，再评估，如没有病灶，临床状态稳定，可停药。③只有在有病毒感染证据的情况下才使用抗病毒药物。

（三）G-CSF 的应用

指南推荐：合理使用 G-CSF 不仅可以减少发热性中性粒细胞减少症的发生，还可以降低其并发症和死亡率，保证化疗足量、按时完成。

化疗结束后 24～72h 开始用药，直到中性粒细胞计数经过最低值后，恢复到接近正常时停药，不与化疗同时用药，每日剂量 5μg/kg。

发热性中性粒细胞减少症的诊治流程见图 5-1。

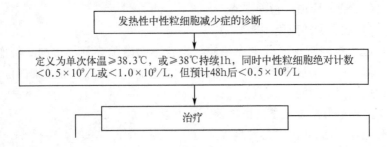

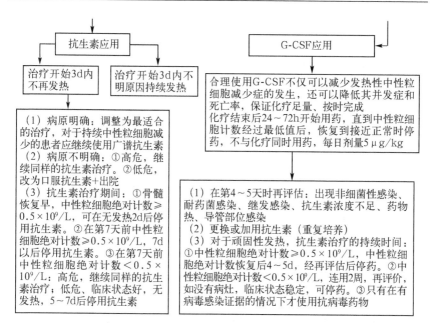

图 5-1　发热性中性粒细胞减少症的诊治流程

（张艳明　张东峰　黄　敏　张子旋）

第二节　肿瘤相关性贫血诊治

肿瘤相关性贫血（cancer related anemia, CRA）是指肿瘤患者在其疾病的发展过程中及治疗过程中发生的贫血，是恶性肿瘤常见的伴随疾病之一。病因主要包括肿瘤方面的因素（如失血、溶血、骨髓受侵犯）或针对肿瘤治疗方面的因素（如化疗的骨髓抑制作用、肿瘤放疗等）两个方面。

一、引起 CRA 的主要因素

1. 肿瘤自身因素：包括肿瘤相关出血、手术失血、免疫性或非免疫性溶血、骨髓受肿瘤浸润等。

2. 机体营养吸收障碍、铁代谢异常、肾脏功能损伤及肿瘤相关的各细胞因子对骨髓造血功能的影响。

3. 长期、多种肿瘤治疗，如化疗的骨髓抑制作用、肿瘤放疗等。

二、贫血的临床表现

1.一般表现 疲乏无力、精神萎靡是最多见的症状，皮肤黏膜苍白是贫血的主要体征。

2.心血管系统症状 活动后心悸、气短最为常见。部分严重者可以出现心绞痛、心力衰竭。

3.神经系统症状 严重贫血常有头痛、头晕、耳鸣、晕厥、视觉盲点、倦怠、注意力不集中和记忆力减退等神经系统表现。

4.消化系统症状 食欲缺乏、恶心、腹胀、腹部不适、便秘或腹泻等。

5.泌尿生殖系统症状 肾脏浓缩功能减退，表现为多尿、尿比重降低。部分患者可有蛋白尿、月经失调和性功能减退。

三、诊断及分度

1.病史、症状、体征。

2.实验室指标：血常规、血清铁、铁蛋白、铁饱和度、维生素 B_{12}、叶酸、Coombs 试验、DIC 检查、结合珠蛋白、间接胆红素、乳酸脱氢酶等。

3.分度：①血红蛋白从正常下限至 90g/L 者为轻度；② 60 ～ 90g/L 者为中度；③ 30 ～ 60g/L 者为重度；④＜ 30g/L 者为极重度。

四、治疗

1.化疗相关性贫血

（1）血红蛋白低于 100g/L 时，促红细胞生成素（EPO）治疗。

（2）血红蛋白低于 80g/L 时，不建议肿瘤患者进行化疗。

（3）当红蛋白＜ 60g/L 或临床急需纠正缺氧状态时可考虑输血治疗；或发生大出血（消化道出血、肺出血、肿瘤出血）造成的休克则要快速输血治疗以抢救生命。

（4）明确有缺铁者，给予补充铁剂治疗。

2.非化疗相关性贫血

（1）根据病因进行治疗。

（2）进行铁指标研究，根据需要进行补铁。

（3）当血红蛋白 < 60g/L 或临床急需纠正缺氧状态时可考虑输血治疗；或发生大出血（消化道出血、肺出血、肿瘤出血）造成的休克则要快速输血治疗以抢救生命。

（4）不适用 EPO 类药物。

肿瘤相关性贫血的诊治流程见图 5-2。

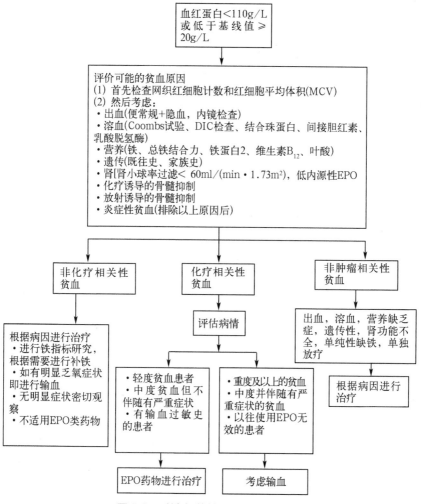

图 5-2　肿瘤相关性贫血的诊治流程

（贺红杰　张晓晶　黄　敏）

第6章

代谢性疾病

第一节　急性肿瘤溶解综合征诊治

一、概述

肿瘤溶解综合征（ATLS）可发生于任何肿瘤细胞增殖速度快及治疗后肿瘤细胞大量死亡的患者，一般常见于急性白血病、高度恶性淋巴瘤，较少见于实体瘤患者，如小细胞肺癌、生殖细胞恶性肿瘤等。ATLS 具有以下特征：高尿酸血症、高钾血症、高磷血症 / 低钙血症等代谢异常。少数严重者还可发生急性肾衰竭、严重的心律失常如室性心动过速和心室颤动。临床医师应判断出 ATLS 的高危患者，加强预防和检测，一旦发现立即开始治疗。

二、诊断

1. 肿瘤患者进行化疗、放疗、靶向治疗、应用肾脏毒性药物时可能出现 ATLS，大量肿瘤细胞迅速死亡，肿瘤细胞将其内容物释放到血流中（自发性或对治疗的反应），从而导致以下特有表现：高尿酸血症、高钾血症、高磷酸盐血症及低钙血症，上述电解质和代谢紊乱可进一步发展为临床毒性效应，包括肾功能不全、心律失常、抽搐及多器官衰竭引起的死亡。

2. 常见的疾病：恶性淋巴瘤、急性白血病、骨髓瘤、小细胞肺癌、乳腺癌、生殖细胞恶性肿瘤等。

三、危险因素和临床征象

ATLS 的危险因素和临床征象见表 6-1。

表 6-1 ATLS 的危险因素和临床征象

危险因素	临床征象
急性白血病，初始白细胞计数 $> 50 \times 10^9/L$	血钾 $> 6mmol/L$
进展性淋巴瘤，伴大肿块	血钙 $< 1.5mmol/L$
乳酸脱氢酶 $> 1 \times 10^6 U/ml$	肌酐 $> 600\mu mol/L$
尿素增高	心律失常
肾功能损伤	磷酸盐高于正常水平 25% 以上
脱水	尿酸高于正常水平 25% 以上

四、防治

（一）预防措施

1. 预防性水化：在抗肿瘤治疗前，给予患者静脉输液 $2 \sim 3L$，维持尿量为 100ml/h。

2. 碱化尿液，控制尿 pH 在 $7 \sim 7.5$。

3. 对于存在发生 ATLS 高危因素的患者，至少每日进行以下检查：血尿酸、钠、钾、钙、镁、磷酸盐、肌酐、乳酸脱氢酶、INR、血糖、血细胞计数。

（二）治疗

1. 治疗原则　诊断 ATLS 成立后，将患者转到重症监护病房；持续心电监护；每 8h 测 CVP；保持出入量平衡；$3 \sim 5L/m^2$ 水化；保持尿量在 $150 \sim 200ml/h$；可静脉给予利尿药（呋塞米）；避免使用肾毒性药物。

2. 高尿酸血症治疗　别嘌醇 $200 \sim 400mg/m^2$ 口服或静脉输注，静脉输液 $3 \sim 5L/d$，维持尿 pH 在 $7 \sim 7.5$，必要时用呋塞米。拉布立酶，$0.15 \sim 0.2\ mg/kg$，第 $1 \sim 5$ 天，可减少尿酸沉积。

3. 高钾血症治疗　水化、呋塞米、葡萄糖和胰岛素使细胞外的钾离子进入到细胞内，血钾 $> 7mmol/L$，应该紧急透析。其他透析指征：水化治疗血钾 $> 6mmol/L$，磷酸盐 $> 10mg/dl$，尿素 $> 150mg/dl$，少尿或无尿。

4. 高磷酸盐治疗　水化和用呋塞米。口服氢氧化铝 0.1g/kg 以结合磷酸盐，血磷酸盐＞10mg/d，立即血液透析。

5. 低血钙治疗　低血钙为磷酸盐浓度升高致磷酸钙沉积的结果，应补充镁离子，口服补钙。

ATLS 的诊治流程见图 6-1。

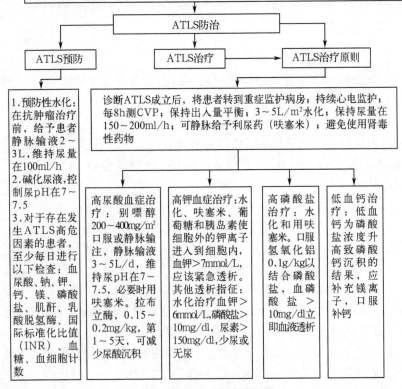

图 6-1　ATLS 的诊治流程

（张艳明　张东峰　王　霞　张子旋）

第二节　高钙血症诊治

高钙血症是恶性肿瘤患者常见的代谢并发症，多见于恶性肿瘤伴骨转移的患者，如乳腺癌、非小细胞肺癌、肾癌、多发性骨髓瘤、恶性淋巴瘤等。

一、临床表现

高钙血症早期症状较隐匿，临床表现如下。

1. 疲劳、乏力、消沉。

2. 消化系统：厌食、便秘、恶心、呕吐、腹痛，引发胰腺炎，晚期可出现肠梗阻。

3. 心血管系统：心动过缓、心率减慢。

4. 神经系统：乏力、抑郁、嗜睡、迟钝，严重者出现昏迷。

5. 泌尿系统：烦渴、多尿，后期出现肾功能损害。

二、诊断

结合患者病史、症状、体征，电解质、碱性磷酸酶、肾功能、心电图、甲状腺彩超、ECT 等检查，可以进行诊断，及早治疗。

三、治疗

（一）一般方法

1. 停止应用维生素 A、维生素 D 等补钙药物，进低钙饮食。

2. 停止应用抑制肾脏钙分泌药物，如噻嗪类利尿药。

3. 停止应用限制或降低肾灌流的药物，如非甾体消炎药、血管紧张素转化酶抑制剂、血管紧张素 Ⅱ 受体拮抗剂。

（二）特殊方法

1. 增加尿钙排泄　水化、利尿。

2. 抑制骨吸收　双膦酸盐、降钙素、激素应用。

高钙血症的诊治流程见图 6-2。

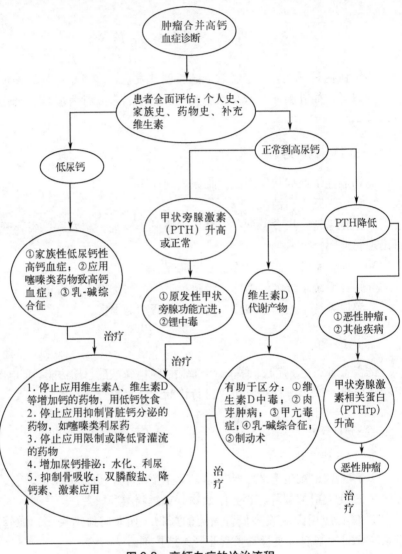

图 6-2 高钙血症的诊治流程

(张艳明 张东峰 王 霞 张子旋)

第三节　肿瘤相关低钠血症（SIADH）诊治

一、SCLC 相关副瘤综合征的分类（表 6-2）

表 6-2　SCLC 相关副瘤综合征的分类

内分泌性副瘤综合征		抗体介导副瘤综合征	
SIADH	异位库欣综合征	肿瘤肌无力综合征（LES）	抗 Hu 抗体综合征
血钠浓度＜ 130 ~ 135mmol/L，同时尿渗透压升高和血浆渗透压降低 15%SCLC 伴低钠血症，＞75% 为首发症状出现 恶性低钠血症也被称为异位抗利尿激素分泌综合征（SIADH）	由垂体以外组织分泌肾上腺皮质激素（ACTH），致双侧肾上腺皮质增生	由免疫介导神经 - 肌肉接头功能障碍性疾病 SCLC 伴 LES 占 1% ~ 3%	表现为炎性反应、神经元缺失

二、异位内分泌相关综合征（表 6-3）

表 6-3　异位内分泌相关综合征

临床表现	发病率	SCLC 分泌的相关激素
SIADH	15%	抗利尿激素（ADH）、心钠素（ANP）
异位库欣综合征	5%	ACTH、促肾上腺皮质激素释放激素（CRH）
高血压	＜ 1%	肾素
闭经、溢乳	＜ 1%	催乳素、生长激素（GH）
高淀粉酶血症	＜ 1%	唾液淀粉酶

三、临床表现

1. SIADH 起病隐匿，症状、体征无明显特殊。
2. SIADH 低钠血症症状：取决于低钠的严重程度、发展速度。
3. 血钠浓度≥ 120mmol/L，无症状。
4. 血钠浓度＜ 120mmol/L 可出现食欲下降、恶心、呕吐、易激惹、神志模糊。

5. 血钠浓度在 48h 内迅速下降，< 120mmol/L，可出现昏迷、神志不清、焦虑、感觉异常、病理反射阳性、体温下降、癫痫发作，治疗延迟可出现脑水肿、脑不可逆损伤。

6. 血钠浓度< 120mmol/L，病死率> 50%。

四、诊断、鉴别诊断

1. 血钠浓度< 130mmol/L。

2. 血浆渗透压降低（< 280mOsm/L）伴尿渗透压升高（大于血浆渗透压）。

3. 尿钠> 20mmol/L。

4. 临床无脱水、水肿。

5. 心、肾、肝、甲状腺、肾上腺功能正常。

6. 与脑耗盐综合征（CSWS）鉴别：CSWS 是由颅内疾病引起的肾不能保钠而导致进行性尿钠自尿中大量流失，并带走过多水分，致低钠血症和细胞外容量下降；CSWS：血钠降低、尿钠升高、血容量下降，补钠、补充血容量治疗有效，限水无效，甚至加重；SIADH：血钠降低、尿钠升高、血容量正常或轻度增加，补钠、限水有效。

五、治疗

（一）限水治疗

1. 限水治疗为一线治疗（不包括精神障碍、血容量低的患者）。

2. 轻度低钠患者，在高盐高蛋白饮食下，每日摄水量< 800 ～ 1000ml，对于单纯限水效果不佳者可加用利尿药。

3. 对于中重度低钠血症（血清钠< 124mmol/L）或者伴有精神障碍的患者，在限水的前提下静脉输注 3% 高渗盐水 200 ～ 300ml/d，使血清钠至 125mmol/L 后减慢速度，一般上升速度控制在每小时 0.5 ～ 1.0mmol/L 为宜，第一个 24h 上升速度不超过 12mmol/L，剩余的钠量在随后的几日内以不超过 5 ～ 7mmol/24h 的速度缓慢补足,同时应用袢利尿药疗效更佳。

（二）药物治疗

1. 利尿药的使用　袢利尿药为常用药物,急症时建议用呋塞米(1mg/

kg），必要时重复。

2. **ADH 分泌抑制及活性拮抗剂**　地美环素、碳酸锂。

3. **抑制垂体 ADH 释放**　大量的盐皮质激素（醛固酮、氟氢可的松）。
SIADH 的诊治流程见图 6-3。

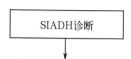

SIADH诊断

1. 血钠<130mmol/L
2. 血浆渗透压降低（<280mOsm/L）伴尿渗透压升高（大于血浆渗透压）
3. 尿钠>20mmol/L
4. 临床无脱水、水肿
5. 心、肾、肝、甲状腺、肾上腺功能正常
6. 与脑耗盐综合征（CSWS）鉴别：CSWS是由颅内疾病引起的肾不能保钠而导致进行性尿钠自尿中大量流失，并带走过多水分，致低钠血症和细胞外容量下降；CSWS：血钠降低、尿钠升高、血容量下降，补钠、补充血容量治疗有效，限水无效，甚至加重；SIADH：血钠降低、尿钠升高、血容量正常或轻度增加，补钠、限水有效

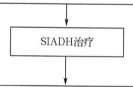

SIADH治疗

（一）限水治疗
1. 限水治疗为一线治疗（不包括精神障碍、血容量低的患者）
2. 轻度低钠患者，在高盐高蛋白饮食下，每日摄水量<800～1000ml,对于单纯限水效果不佳者可加用利尿药
3. 对于中重度低钠血症（血清钠<124mmol/L ）或者伴有精神障碍的患者，在限水的前提下静脉输注3%高渗盐水200～300ml/d，使血清钠至125mmol/L后减慢速度，一般上升速度控制在每小时0.5～1.0mmol/L为宜，第一个24h上升速度不超过12mmol/L，剩余的钠量在随后的几日内以不超过5～7mmol/24h的速度缓慢补足，同时应用袢利尿药疗效更佳
（二）药物治疗
1. 利尿药的使用：袢利尿药为常用药物，急症时建议用呋塞米（1mg/kg），必要时重复
2. ADH分泌抑制及活性拮抗剂：地美环素、碳酸锂
3. 抑制垂体ADH释放：大量的盐皮质激素（醛固酮、氟氢可的松）

图 6-3　SIADH 的诊治流程

（张艳明　张东峰）

第四节　高钾血症诊治

高钾血症的诊治流程见图6-4。

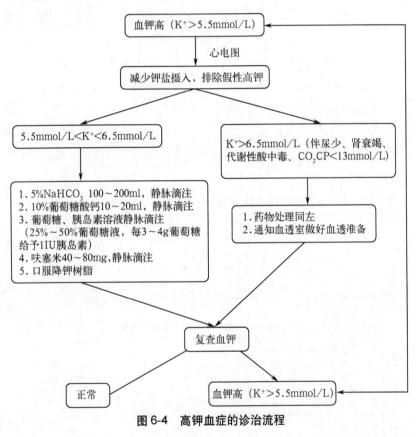

图6-4　高钾血症的诊治流程

（戴红果　张艳明　贾爱芹）

第7章

肾脏和泌尿系统

第一节 癌症患者的肾衰竭

一、肾衰竭

1. 概述 肾衰竭是指肾脏功能和浓缩能力的丧失。肾衰竭在临床上可表现为进行性血肌酐升高、水电解质紊乱、代谢性酸中毒、少尿甚至无尿。急性（急性肾衰竭）或迁延性（慢性肾衰竭）肾小球滤过率的下降均可导致上述症状的发生。

在癌症患者中，各种类型的急性肾衰竭（肾前性、肾性、肾后性）均可能发生，而上述各型肾衰竭又可分为发病期、维持期和恢复期。

2. 病因学 分肾前性、肾性、肾后性肾衰竭。导致肾前性、肾性和肾后性肾衰竭的病因见表 7-1 ～表 7-3。

表 7-1 急性肾衰竭的肾前性病因

损伤类型	出现情况
血容量减少	细胞外液丢失（出血、呕吐、腹泻、鼻饲、肠造瘘、排泄、利尿药、渗透性利尿、腹膜炎、外科手术）
心搏出量下降	心功能下降（心肌梗死、充血性心力衰竭、心脏压塞、肺栓塞）
全身血管扩张	脓血症、降压药、麻醉、过敏反应
肾血管收缩	脓毒血症、药物、肝肾综合征、高钙血症
调节功能异常导致的肾脏低灌注	药物
高黏滞综合征	多发性骨髓瘤、巨球蛋白血症、红细胞增多症

表 7-2 急性肾衰竭的肾性病因

损伤类型	出现情况
肾小球疾病	放射性肾炎、免疫复合物性疾病
肾间质疾病	感染、浸润（淋巴瘤、白血病）
急性肾小管坏死	缺血性、化疗毒性
肾血管受压	原发瘤或转移瘤压迫

表 7-3 急性肾衰竭的肾后性病因

损伤类型	出现情况
肾内梗阻	尿酸、管型、多发性骨髓瘤
双侧肾盂、输尿管梗阻	管腔内梗阻
膀胱以下部位梗阻	结石、肿瘤、神经性膀胱

二、化疗

某些化疗药物具有肾毒性（表 7-4），同时也有一些药物能够用以保护肾脏。美国食品药品监督管理局（FDA）已经批准 amifostine 用以预防顺铂治疗卵巢癌和非小细胞肺癌时引起的肾脏毒性，使用中并没有发现 amifostine 会影响含顺铂方案的化疗效果。然而对于那些能够提高生存或治愈的化疗，尽管仅有有限的资料表明 amifostine 能够影响化疗效果，在进一步临床研究之前却不推荐使用 amifostine。

表 7-4 细胞毒药物及其相关肾毒性的类型、临床特征和治疗措施

细胞毒药物	肾损伤类型	临床特征	治疗措施	预防措施
环磷酰胺	出血性膀胱炎		水化	使用美司钠、水化
顺铂	肾衰竭、肾小管酸中毒		充分水化	强利尿药、细胞保护
甲氨蝶呤	非少尿性肾衰竭		充分水化	强利尿药
白介素 -2	毛细血管渗漏综合征	少尿和低血压	停药、水化	多巴胺和补液，避免联合其他肾毒性药物

续表

细胞毒药物	肾损伤类型	临床特征	治疗措施	预防措施
异环磷酰胺	急性肾小管坏死	少尿	辅助透析	
吉西他滨	血管损伤	溶血尿毒综合征	停用吉西他滨、透析	
亚硝脲类(洛莫司汀、卡莫司汀)	间质性肾炎		透析	累积剂量达 $1200mg/m^2$ 前停用卡莫司汀
干扰素	蛋白尿、肾衰竭			
丝裂霉素 C	溶血尿毒症综合征			

三、放疗

放疗也会导致肾脏毒性，而且肾脏就是放疗过程中一个重要的剂量限制性器官。放射性肾炎是肾脏受到电离辐射后出现的坏死、萎缩和硬化的病变过程。其发病机制不清楚，可能与放射直接损害细胞 DNA 导致细胞再生降低有关。当给予 15Gy 照射时，肾小球的功能开始降低，当照射剂量达到 25 ～ 30Gy 时肾小球的功能完全丧失。顺铂等放疗增敏剂可以降低正常肾组织对放疗的耐受。放疗后 6 个月内很少出现肾毒性的急性症状，放疗后 6 ～ 12 个月可以出现亚急性临床症状。

在骨髓移植病例中，全身放疗可以导致远期的肾脏毒性，导致其临床症状的主要改变包括内皮下基膜增宽、内皮细胞脱落、肾小球动脉内膜增厚和肾小管萎缩。

肾功能不全的诊断思路见图 7-1。

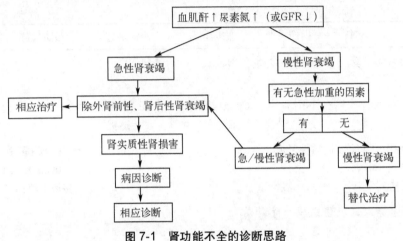

图 7-1　肾功能不全的诊断思路

第二节　泌尿系统感染诊治

一、发病机制

肿瘤患者免疫力降低，自身正常泌尿系统防御屏障破坏，常常是导致泌尿系统感染发生的原因。人体正常的泌尿系统防御屏障由一些结构和功能正常的解剖结构及会阴部的正常菌群组成。一些体外导管如导尿管、肾造瘘口管道和输尿管扩张器的插入，是破坏正常泌尿系统防御屏障的主要因素。感染的发生概率与管道插入的频率和留置的时间直接相关。由留置导尿管而引起的尿路感染，是医院内获得感染中最常见的一种，其中 2%～4% 发展为革兰阴性杆菌败血症，可能导致死亡。留置导尿每延长 1d，菌尿症的发生率可增加 5%。膀胱造瘘术可使中性粒细胞减少症患者和骨髓移植患者泌尿系统感染的发生率上升 5%。膀胱感染多由于致病菌跟随原尿道周围寄生的菌群沿导尿管入侵所致。致病菌以细胞壁的多糖复合物膜黏附于尿道黏膜和输尿管的表面，以防止被尿液冲刷走或被自身免疫反应和抗生素消灭。最常见的致病菌是革兰阴性杆菌，其中以大肠杆菌最多见，因为尿路上皮细胞表面的甘露糖受体对大肠杆菌的吸附力最强，大肠杆菌纤毛与尿路移行上皮／鳞状上皮表面受体结合可引起感染。因此，在选择抗生素时应该选择有特异性和针对性的抗生素，且给药时间应该尽可能短。

二、临床表现

根据尿路感染的部位，常分为上尿路感染和下尿路感染。下尿路感染主要是指尿道和膀胱感染。由于细菌对尿道及膀胱黏膜的刺激作用，临床表现为尿频、尿急、排尿困难、耻骨上疼痛等。发作前 4 周内无尿路刺激症状，一般无明显全身症状。膀胱感染导致急 / 慢性膀胱炎通常表现为耻骨上疼痛和体温升高。插置导尿管后膀胱括约肌松弛，尿液易于反流，细菌侵袭输尿管上皮并沿输尿管上行，导致急性肾盂肾炎。上尿路感染，主要是肾盂肾炎。急性肾盂肾炎多数是病菌进入膀胱、输尿管，再逆行到肾脏发生感染。临床表现为发热、畏寒、寒战、腰痛、肋脊角叩痛，尿中见脓细胞或无，并除外其他疾病。肾盂肾炎常伴有下段尿路感染。肾皮质脓肿、肾周脓肿、肾痈和黄色肉芽肿肾盂肾炎是可危及生命的上尿路感染的严重并发症。如早期的治疗效果不明显，则应进一步加强检查和治疗。如果出现感染合并尿路梗阻的急症，则应该及时解除尿路梗阻。

三、诊断

尿路感染的诊断不能单独依靠临床症状和体征，要结合实验室检查。诊断要明确致病菌、感染部位、肾功能状态及诱发原因，同时还应除外其他类似的疾病，凡是有真性细菌尿者才能诊断为尿路感染。尿细菌定量培养是确定无尿路感染的重要指标。尿路感染是指清洁中段尿或膀胱穿刺尿定量培养，菌落数 $\geqslant 10^5$/ml，细菌个数 $\geqslant 10^2$/ml。尿路感染诊断成立后，还要进一步明确是上尿路感染还是下尿路感染，上尿路感染和下尿路感染的治疗方案及预后均不同，因此相互区别是十分重要的。

尿生化检查：①尿白细胞酯酶检测阳性，本实验为脓尿的快速检测方法，其敏感性为 75% ～ 96%，特异性为 94% ～ 98%；②尿硝酸盐还原试验阳性，该项检查呈高度特异性，但敏感性较差。

尿培养和血培养是在治疗尿路感染前选择对致病菌敏感的抗生素所必需的。如果考虑肾盂肾炎，那么要求患者拍腹部平片以排除尿路结石，并行超声或静脉内肾盂造影检查以排除上段尿路梗阻。超声检查对于诊断脓肿是非常有效的，但在尚未出现肾盂积水时对诊断上尿路梗阻并不可靠。

四、治疗

　　合理应用抗生素是治疗尿路感染的首要问题。抗生素治疗的目的在于杀灭或抑制致病微生物在尿路的生长、繁殖，从而消除或减轻感染症状，防止感染扩散或再发。在尿培养和药物敏感试验结果报告前，选用对革兰阴性杆菌有效的抗生素，该药的抗菌谱最好能覆盖可能致病的所有革兰阴性杆菌，而又对肠道和会阴部的正常菌群影响较小，如氧氟沙星和头孢呋辛等。如连续治疗 3d 临床症状无改善，应按照药物敏感试验结果改用对致病菌敏感的抗生素。

　　目前，尿路感染的治疗是强调对不同临床类型的尿路感染给予不同的治疗方案。例如，膀胱炎、急性肾盂肾炎、再发性尿路感染、无症状菌尿等，其治疗方案应有所不同。膀胱炎为膀胱黏膜的表浅感染，尿中抗生素达到治疗浓度即可取得良好的效果。肾盂肾炎多有肾实质性感染，除要求抗生素在尿中有较高浓度外，还要求在血中也有较高浓度，才能使药物在肾内达到有效浓度，取得良好的治疗效果。复方新诺明、头孢菌素类、氟喹诺酮类和氨基糖苷类抗生素在血中浓度较高，且对常见的尿路感染有效，故为临床医师所常用。治疗肾脓肿和肾盂肾炎，在血培养和尿培养结果出来以前应先选择使用广谱抗生素。有针对的抗生素如注射用氨基糖苷类对革兰阴性杆菌和假单胞菌有效，氨苄西林对肠内球菌有效。抗生素的选择应该根据药物敏感试验的结果进行变换，且应该持续使用 10d。如果出现严重感染、混合感染、单一药物治疗失败、耐药菌株致病，应考虑联合用药。在联合应用抗生素时，要求联合应用的药物之间能起协同抗菌作用，避免相互拮抗的药物联合应用，且应重视辅助药物的适当应用。如果选择抗生素治疗 48h 后患者的症状没有明显改善，那么就应该考虑是否存在输尿管梗阻或肾皮质或实质的脓肿，应行肾脏超声或肾脏 CT 增强扫描以排除。确诊肾脏脓肿后必须行经皮肾盂造口引流。有时梗阻、感染、脓肿形成可导致肾衰竭，肾脏切除是最好的治疗手段。

五、预防

避免尿路感染最有效的方法是多饮水，勤排尿，以冲洗膀胱和尿道，避免细菌在尿路的繁殖。女性患者要注意会阴部清洁，定期消毒毛巾和洁具，以减少尿道内细菌的繁殖。选择性和限制性地使用留置导尿管是肿瘤患者预防尿路感染的有效手段。尽量避免长期留置导尿管，如果因为排尿困难需要长期尿道插管的患者，最好指导患者间歇性地自行清洁导尿管。此外，尿管的护理对避免尿路感染非常重要。

尿路感染的处理步骤见图 7-2。

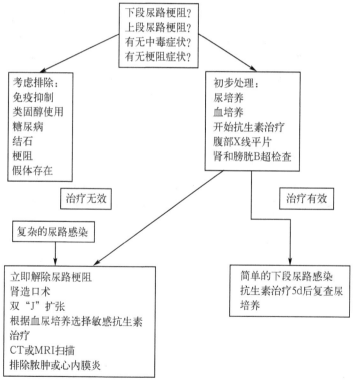

图 7-2　尿路感染的处理步骤

第三节 尿路出血诊治

一、病因

出血性膀胱炎一般是指膀胱内的急性或慢性弥漫性出血，多由抗癌药物的毒性或过敏反应、盆腔高剂量照射引起的放射性损伤、病毒感染及毒物所致，是肿瘤患者在接受抗癌治疗过程中较为常见的并发症。

出血性膀胱炎是临床应用环磷酰胺（CTX）冲击治疗，尤其是骨髓移植前，大剂量应用 CTX 预处理治疗时的常见并发症之一。其发病率达 40%～68%，其中 9% 的不可控制的膀胱出血最后导致膀胱切除。当出现膀胱内大出血时，病死率高达 75%。本病发病主要与应用 CTX 的剂量、时间，以及个体有无泌尿系统疾病及有无进行预防性治疗等因素有关。

放射性出血性膀胱炎最多见于泌尿系统恶性肿瘤的放疗，如前列腺癌、膀胱癌、宫颈癌和直肠癌的放疗。该病是放疗的晚期并发症，起病比较凶险和急剧。放射性膀胱炎的早期急性反应多发生在放疗后近期内，晚期迟发性损伤多发生在放疗后半年至 2 年，最长的可达放疗后 20 余年。膀胱对放射线的耐受量 $TD_{5/5}$（治疗后 5 年，因放射治疗造成严重放射损伤的患者不超过 5%）为 60Gy，超过此量则易发生放射性膀胱炎。

研究者认为，骨髓移植后较晚发生的出血性膀胱炎可能由病毒引起。约 10% 的造血干细胞移植患者会并发出血性膀胱炎，除预处理方案中应用的 CTX、白消安及全身放射性预处理和排异因素以外，病毒感染尤其是多瘤病毒 BK 所起的作用也越来越引起人们的重视。

二、临床表现

化疗药物引起的急性膀胱出血多出现在化疗过程中或化疗结束后的近期内，长期口服小剂量的 CTX 有迟发膀胱出血的危险。出血性膀胱炎的伴随症状有尿频、尿急、尿痛、排尿困难，膀胱内镜检查可见膀胱黏膜溃疡、充血和水肿。

放射性膀胱炎以持续或反复肉眼血尿为主要症状，多伴有尿频、尿急等膀胱刺激症状。尿中存在大小不等的血凝块，少数患者可因膀胱内血凝块堵塞尿道而出现排尿困难乃至尿潴留，患者常有明显的下腹耻骨上膀胱区的触痛，反复出血可导致不同程度的贫血，严重者可出现下肢凹陷性水肿，并易并发细菌感染出现发热、白细胞升高等。

三、治疗

在治疗上应综合考虑，首先去除病因（停止应用导致出血性膀胱炎的化疗药物或停止放射线等病因接触）。其次，对症治疗和积极使用左氧氟沙星等抗炎药物，因为左氧氟沙星对泌尿系统感染的细菌极其敏感，而且左氧氟沙星在体内几乎不被代谢，主要以原型由尿中排出，所以在膀胱内尿中的浓度高、吸收好、利用率高；止血、补液、补血处置；膀胱内局部用药。

美司钠是一种有效的尿道上皮保护剂，它不影响 CTX 和异环磷酰胺的化疗药效。美司钠进入机体后可与 CTX 代谢产物中的丙烯醛结合，使之失活形成非毒性代谢产物，消除了 CTX 对膀胱的致炎作用，从而起到保护作用，故可预防出血性膀胱炎。美司钠注射后主要浓集于肾脏，可在肾脏组织中迅速转化为无生物活性的双硫化合物，该化合物经肾小球滤过后，经肾小管上皮又转变成美司钠，从而发挥作用。推荐使用美司钠来降低磷酰胺类衍生物尿路毒性的发生率，见表 7-5。

表 7-5　磷酰胺类衍生物和美司钠的用法

磷酰胺类衍生物的用法	推荐的美司钠用法
标准剂量的异环磷酰胺，少于每日 $2g/m^2$（短时间输注）	相当于异环磷酰胺每日总剂量的 60%，分 3 次静脉注射（每次给异环磷酰胺 15min 前、4h 后、8h 后）
标准剂量的异环磷酰胺，少于每日 $2g/m^2$（持续输注）	相当于异环磷酰胺总剂量的 20% 静脉注射，接着以相当于异环磷酰胺总剂量的 40% 持续滴注，直至输完异环磷酰胺后 12 ～ 24h
大剂量的异环磷酰胺，超过每日 $2.5g/m^2$	美司钠的尿路保护作用尚未肯定，可能需要更频繁、更持续地给予美司钠
干细胞移植中使用大剂量 CTX	美司钠＋利尿

注：经口服途径应用美司钠已经 FDA 批准。

建议首次从静脉给予美司钠，剂量相当于异环磷酰胺全日总剂量的20%，其后于 2h 和 6h 分别给予口服美司钠片剂，每次剂量相当于异环磷酰胺全日总剂量的 40%，美司钠全日总剂量与异环磷酰胺全日剂量相当。对于口服美司钠 2h 内出现呕吐的患者，要求再次重复给药或改为静脉给药。

放射性出血性膀胱炎血尿的程度变化较大，通常没有安全、有效的治疗方法，临床只能在血尿发生后对症治疗，致力于改善症状。针对一些症状轻微的患者，简单的水化和利尿通常可以控制症状。一般治疗包括注意饮食，不食用刺激膀胱的食物，如茶、酒、辣椒等。口服或静脉滴注水化物，碱化尿液，可有效防止膀胱内血液凝集造成的膀胱排空障碍。轻度的放射性膀胱炎患者，采用支持及对症治疗，如补液、止血、抗感染治疗，有效率可达 73%。大量出血会导致膀胱内血凝块的形成和尿潴留，必须到泌尿专科进行处理。若血块松软，可在病床旁插入管腔较大的多孔导尿管，用蒸馏水或盐水冲洗抽吸清除血凝块；若血块坚韧、大而多，尿液堵塞不能排泄，则需到手术室在局部麻醉下放置膀胱内镜和电切镜清除血块，一些小的出血点可电凝止血。如果以上方法还不能止血，那么就应该膀胱内灌注药物控制出血。通常使用的止血药有甲醛、白矾、前列腺素、硝酸银、苯酚和冰盐水等。口服或静脉滴注六氨基己酸、动脉栓塞、高压氧治疗及使用外部加压器也有取得明显效果的报道。若上述局部保守治疗措施效果不明显，继续大量出血及膀胱内充满血凝块时，必须行外科手术切开膀胱清除血块，电凝或用化学药品烧灼止血；若仍不能达到目的，可行双侧髂内动脉结扎。髂内动脉分支栓塞适用于病情危重、手术止血危险性大的患者。

血尿的处理步骤见图 7-3。

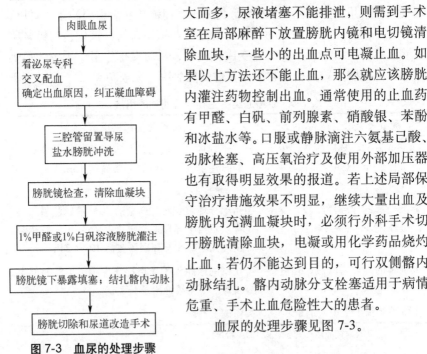

图 7-3 血尿的处理步骤

第四节　尿路梗阻诊治

尿路梗阻可发生在上尿路或下尿路。由于膀胱和输尿管中下段与结肠、直肠和子宫颈解剖关系密切，且直接与周围回流淋巴有关联。故盆腔内恶性淋巴结复发、浸润及转移，常导致上尿路梗阻。晚期肿瘤（包括胃癌、前列腺癌、精囊癌、宫颈癌及回盲部腺癌）常有腹膜后或盆腔淋巴结转移导致两侧输尿管梗阻。上尿路梗阻容易并发感染，而感染又可加重梗阻，两者形成恶性循环，对肾功能造成严重破坏。

一、病因

上尿路梗阻是指输尿管膀胱连接处以上的梗阻性病变，多发生在输尿管，如结石、输尿管肿瘤、化疗、放疗和外科手术导致的输尿管损伤和狭窄，以及腹膜后结缔组织发生广泛纤维化致输尿管周围发生纤维化粘连，包绕压迫上尿路引起肾积水和肾衰竭等。由于解剖学上的比邻关系，宫颈癌患者中出现输尿管梗阻的病例达 30%。除肿瘤本身或肿大的淋巴结压迫输尿管产生梗阻外，一些治疗手段也会造成输尿管损伤，引起狭窄。输尿管梗阻多为单侧病变，也可见双侧同时受累，随着病程发展可导致肾功能损坏或丧失。梗阻严重且发生于两侧者常导致肾衰竭。常见症状为尿少、双下肢水肿、单侧或双侧腰部胀痛，血尿素氮、肌酐日渐升高。盆腔外照射可导致迟发的输尿管梗阻（表 7-6）。

表 7-6　导致尿路梗阻的恶性因素

类型	原因
膀胱、尿道连接处梗阻	前列腺肿瘤，膀胱、尿道的移行细胞肿瘤，阴茎肿瘤
尿路梗阻	
腔内梗阻	移行细胞肿瘤
壁内梗阻	移行细胞肿瘤
壁外梗阻	前列腺、宫颈、子宫、直肠、睾丸、淋巴结肿瘤
腹膜后纤维化和狭窄	放疗、化疗和手术治疗

二、诊断

多数患者梗阻病变本身的症状、体征并不明显，通常表现为渐进性的尿毒症和少尿。急性梗阻时可出现肾绞痛，表现为患侧腰部胀痛，有时为剧烈绞痛，并向患侧下腹及会阴部放射。如梗阻时间较长，常可并发尿路感染，出现肾盂肾炎或肾积脓。若为双侧输尿管急性梗阻出现少尿甚至无尿，可演变为急性肾衰竭，并可能因为临床症状不明显的高血钾而突然死亡。

上段尿路梗阻凭借临床表现和现代化的辅助检查多可明确诊断。常用的检查方法包括泌尿系统平片、静脉尿路造影、超声、输尿管逆行插管造影、放射性核素肾动态功能显像、膀胱镜、输尿管肾镜、CT、MRI扫描等。

三、治疗

尿路梗阻的处理原则是解除梗阻，有效防止感染，保护肾功能。治疗应根据患者全身状况、积水程度、双侧肾功能及肿瘤侵犯输尿管的程度及范围而定，首先应该明确梗阻发生的原因和梗阻的位置。双"J"管可治疗如腹膜后或盆腔肿瘤对输尿管的压迫、腹膜后纤维化等上尿路梗阻，通过膀胱镜置管暂时引流尿液解除梗阻，保护肾脏。如果是双侧尿路梗阻，应行梗阻以上尿路引流或耻骨上膀胱穿刺引流。肿瘤患者应该每6个月更换一次带气囊的导尿管，长期持续留置导尿管可能对尿路梗阻有一定的缓解作用，对于盆腔肿瘤压迫不能导尿的患者应该行肾穿刺造口引流。对于水、电解质和酸碱平衡失调，尿毒症严重者，术前行血液透析，是使患者平安度过手术，顺利康复的重要措施，但不能过分强调血液透析治疗而拖延手术。

尿路梗阻的主要并发症有：①梗阻以上尿路压力增高，主要临床表现为呼吸困难、少尿或无尿。应该使用利尿药。②血钾升高，是高血钾的主要症状，如果不及时治疗可能导致心律失常或心搏骤停。如果治疗效果不佳要立即行血液透析。③高血压，可能因为肾脏疾病或原发性高血压所致，必须解除尿路梗阻和抗高血压治疗。④膀胱出血，主要是由于血小板的凝血功能障碍导致血管内皮黏附力降低所致。在危重患者多表现为凝血时间和血小板压积的异常。⑤感染，尿毒症患者由于免疫功能抑制而容易出现感染。

急性上尿路梗阻性肾衰竭抢救成功的关键是确定梗阻部位及范围，查明引起梗阻的病因，同时纠正全身情况，不失时机地解除梗阻，恢复肾功能。急性梗阻的病肾功能 89% 是可逆的，影响肾功能恢复的因素首先是梗阻时间。有资料表明，梗阻 36h 后解除梗阻者，肾小球滤过率和肾小管功能可望全部恢复；梗阻 2 周以上者，45% ～ 50% 可恢复；梗阻 3 ～ 4 周者，15% ～ 30% 可恢复；梗阻超过 6 周者可能很难恢复。对于全身情况不能耐受手术者，可选择性地行血液透析，经皮肾盂穿刺或腹膜透析，待患者情况好转后再实行解除梗阻病因的手术治疗。

尿路梗阻的处理步骤见图 7-4。

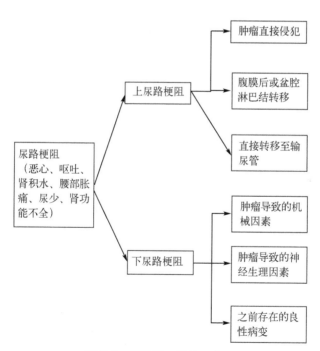

图 7-4 尿路梗阻的处理步骤

第五节　阴茎异常勃起诊治

阴茎异常勃起是指在没有性刺激的情况下阴茎持续勃起超过 6h，可发生于任何年龄的男性。5 ～ 10 岁的儿童患者多患有血液系统恶性肿瘤。成年患者通常发生在晚上或长时间的性生活之后，阴茎海绵体处于非常放松的状态时。有些患者一般情况良好，阴茎异常勃起常作为第一症状出现而易误诊。

阴茎异常勃起可分为高流量型和低流量型两种类型。高流量型多因生殖器外伤或外科手术所致，异常勃起时海绵体动脉血流超过正常，局部无缺氧，一般不会导致海绵体性勃起功能障碍。相反，低流量型异常勃起也称为缺血性异常勃起，是临床最常见的一种类型，与海绵体静脉回流受阻有关，伴有静脉流出量减少和静脉内血液滞留，海绵体内压高，阴茎勃起强直，可发生海绵体性勃起功能障碍。

一、病因

60% 的阴茎异常勃起是原发性的，40% 是继发性的。引起低流量型阴茎异常勃起的原因较多，常见的有镰状细胞贫血，白血病，口服抗高血压药、地西泮或抗抑郁药、血管扩张药，麻醉等（表 7-7）。

表 7-7　低流量型阴茎异常勃起的常见病因

原发性阴茎异常勃起	病因不明
继发性阴茎异常勃起	血液系统疾病：白血病、淋巴瘤、骨髓瘤、地中海贫血等
	药物：海绵体注射血管活性药物、抗高血压药物、抗抑郁药物、抗凝血药物、外源性雄激素、非肠道营养药等
	神经系统疾病：脑出血、脑干病变、骨髓肿瘤等
	局部疾病：会阴外伤、盆腔转移性肿瘤等
	其他：血液透析、糖尿病、狂犬病等

二、诊断

阴茎异常勃起的诊断并不困难，凡阴茎持续勃起超过 4 ～ 6h 伴有或不伴有疼痛，阴茎海绵体坚硬而龟头及尿道海绵体萎软均可诊断。首先应详细询问病史，特别是有无感染史、使用药物情况，有无阴茎外伤史，体格检查包括全身体检，特别是腹部肿物、淋巴结情况及神经系统检查。行血、尿检查，血常规异常进一步行骨髓穿刺检查。行阴茎血血气分析、阴茎彩色多普勒检查进行分型。

三、治疗

鉴别清楚低流量型和高流量型阴茎异常勃起对于治疗是非常重要的。低流量型异常勃起常被列为急诊，以免治疗不及时引起海绵体纤维化及阳萎。而高流量型由于疼痛及阳萎的发生率低，因此保守治疗的指征可适当放宽。低流量型发病至就诊时间 < 12h 者，治疗应以保守治疗为主，发病至就诊时间为 12 ～ 24h 者，可在密切观察情况下首先试行保守治疗。方法有冰袋、海绵体穿刺抽血及冲洗、α_2 肾上腺受体兴奋剂口服或海绵体直接注射等。发病至就诊 < 12h 接受治疗者，多数经保守治疗即能成功。阴茎连续勃起 24h，海绵体血管内皮细胞和海绵体窦的组织结构可发生损伤性变化，48h 后，可发生海绵体组织大面积坏死。因此，应尽早施行海绵体内穿刺放血或并用肾上腺素制剂灌注，但要注意患者的血压、心率等改变。阴茎血液抽吸术、生理盐水冲洗也有一定的作用，可以改变局部的酸中毒状态，可以适当应用尿激酶等药物，但不宜使用肝素。如果上述方法无效，则可考虑行分流术（图 7-5）。

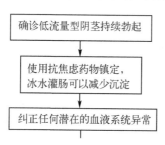

考虑硬膜外或脊髓麻醉
使用19号针行海绵体抽吸，每次抽吸50ml血液
如果有必要重复操作并注入肝素生理盐水

在持续脉搏和血压监测装置下缓慢灌注 α 肾上腺素增效剂以防发生
　心动过速和严重高血压，对于有冠心病、高血压、脑萎缩或使用
　抗抑郁药物的患者必须严密观察
苯肾上腺素：10mg(1ml)溶入10ml生理盐水，每次0.5mg注射至最大
　剂量1mg
肾上腺素：1：200 000肾上腺素（5μg/ml）每次1ml，如果需要可反
　复使用至最大剂量100μg
阿拉明：1mg溶入50ml生理盐水，每15min阴茎海绵体灌注5ml

外科分流手术：阴茎海绵体-尿道海绵体分流术、阴茎头-阴茎海绵
体分流术、阴茎背静脉-阴茎海绵体分流术

阴茎假体：由于早期阴茎松弛且长度维持，建议早期置入（＜6周）

图 7-5　低流量型阴茎异常勃起的治疗

第六节　膀胱炎诊治

放射线照射可引起有症状的膀胱炎，其主要临床表现为耻骨上不适、尿频、夜尿、严重的急性尿失禁和血尿。

一、病因学

可能与肿瘤相关的病因：①细胞毒药物的毒性反应（表 7-4）；②放疗；③血小板减少伴出血；④中性粒细胞减少伴感染；⑤恶性疾病。

二、治疗

1.化学性膀胱炎　烷化剂（磷酰胺类衍生物，如 CTX 和异环磷酰胺）具有累积性和剂量依赖性肾毒性，其尿液中的代谢产物是肾毒性的主要来源。

出血性膀胱炎的处理：①停药、减药或换药；②水化并增加尿量以稀释尿中代谢产物；③推荐使用美司钠来降低磷酰胺类衍生物尿路毒性的发生率（表 7-5）；④建议首次从静脉给予美司钠，剂量相当于异环磷酰胺全日总剂量的 20%，其后于 2h 和 6h 时分别给予口服美司钠片剂，每次剂量相当于异环磷酰胺全日总剂量的 40%，美司钠全日总剂量与异环磷酰胺全日剂量相当。对于口服美司钠 2h 内出现呕吐的患者，要求再次重复给药或改为静脉给药。

2. **放射性膀胱炎**　宫颈、子宫、膀胱、直肠和前列腺肿瘤的放疗会增加患者尿道内皮损伤的风险，尤其是当患者伴有尿道感染、接受高剂量放疗或该区域先前接受过外科手术时。

在急性炎症反应之后，患者会进一步出现一些剂量依赖性临床症状，表现为膀胱溃疡、纤维化和尿道狭窄。在膀胱移行细胞癌患者，这种风险更高。

血小板减少伴出血者使用浓缩血小板。

3. **急性或慢性细菌性膀胱炎**　急性或慢性细菌性膀胱炎通常不伴有发热或白细胞计数升高。留置膀胱导管作为主要入口，可导致上行性尿路感染。肾上皮的上行性入侵（急性肾盂肾炎）可能引起肾脏浸润，出现发热、腹痛、菌血症和白细胞升高。

尿道感染的诊断方法有尿、血培养和肾的影像学检查。尿道感染的并发症包括结石、肾皮质脓肿、肾脓肿、气肿性肾盂肾炎和尿路脓毒病。中性粒细胞减少伴尿路脓毒症应特别强调作为肿瘤急症来处理。

4. **病毒性出血膀胱炎**　在接受骨髓移植的患者中，病毒因素（腺病毒 11 型、HIV）可能会在骨髓受者中导致迟发性出血性膀胱炎。

对于出血性膀胱炎患者，需立即停止使用引起血尿的药物，多饮水，勤排尿，减少代谢产物的浓度及与膀胱接触的时间。进行膀胱药物灌洗与全身应用止血药物。必要时输血、补液等。出血严重时可考虑手术治疗。

（王　静　张艳明　张东峰　杨　林）

第8章

癌症疼痛治疗

一、概述

癌症疼痛是指与癌症相关性病变所致的，实质或潜在的组织损伤相关的不愉快的、多维的感觉和情感体验，或对这种损伤相关的描述，简称癌痛，是一种最常见和令人恐惧的肿瘤伴随症状。1995 年，美国疼痛学会主席 James Campbell 提出将疼痛列为心率、血压、脉搏、呼吸之外的第五大生命体征。2002 年 8 月第 10 届国际疼痛研究协会（IASP）大会上，与会专家达成共识，慢性疼痛是一种疾病。长期的疼痛刺激可以引起中枢神经系统的病理性重构，导致疼痛的进展和更加难以控制，造成难治性疼痛。

二、病因及影响因素

（一）病因分类

癌痛的原因比较复杂，大致可分为以下四类。

1.*癌症直接损伤相关性疼痛* 占癌痛的 80%。癌症直接浸润、压迫或转移至骨、神经、内脏、皮肤或软组织，可引起严重的疼痛。

2.*癌症相关并发症所致疼痛* 占癌痛的 8%，包括长期卧床、便秘、压疮、肌肉痉挛、萎缩。

3.*抗肿瘤治疗的创伤及毒性所致疼痛* 占癌痛的 10%，包括手术致神经损伤、瘢痕疼痛；放疗致周围神经损伤、放射性脊髓炎、皮肤损害；化疗致黏膜炎、周围神经病变等。

4.*非肿瘤因素性疼痛* 占癌症疼痛的 8%。合并有关节炎、风湿、糖尿病末梢神经病变、强直性脊柱炎等。

大多癌痛由两种及以上原因所致。

（二）病程分类

疼痛时间＜ 3 个月者，为急性疼痛；疼痛持续时间＞ 3 个月者，为慢性疼痛。

（三）发生机制

癌痛主要分为伤害感受性疼痛（包括躯体痛和内脏痛）和神经病理性疼痛。

（四）控制不佳因素

1. **医护原因**　①不能充分认识癌痛的严重程度；②缺乏对镇痛药物不良反应的正确认识，惧怕不良反应的出现，害怕成瘾；③护士在评估工作中主观意识强，不能正确评估患者的疼痛。

2. **患者原因**　①对疼痛认识不足，认为越痛就是肿瘤程度越重，担心影响医师对肿瘤的治疗；②遵从医嘱有困难；③惧怕药物成瘾；担心不良反应；④认为癌痛不可避免，必须接受；⑤担心过早使用镇痛药，今后无药可用；⑥不愿告诉医师镇痛无效。

3. **药品管理**　①镇痛药物品种不能充分满足临床需要；②患者获取镇痛药物，尤其是阿片类药物不方便；③镇痛药物费用昂贵，患者不能负担；④管理人员过度担心镇痛药物成瘾、滥用，而管控过严。

三、评估

制订个体化、合理、有效镇痛的治疗计划，全面评估癌痛病情是前提。癌痛评估的原则为"常规、量化、全面、动态"。

（一）常规评估原则

常规评估是指医护人员主动询问癌症患者有无疼痛，相信患者的主诉，并进行相关如实的记录，在患者入院后 8h 内应当完成。应该鼓励患者充分讲述疼痛的感受及相关病史，积极参与疼痛评估。常规评估需鉴别疼痛暴发性发作的原因，如需要进一步处理的脑转移、肠梗阻、病理性骨折、感染急症所导致的疼痛。

（二）量化评估原则

量化评估通常使用数字分级法（NRS）、面部表情疼痛评分量表法、视觉模拟法（VAS 划线法）及主诉疼痛程度分级法（VRS）四种方法。

1. 数字分级法 疼痛程度用数字 0～10 依次表示，0 表示无痛，10 表示最剧烈的疼痛。由患者选择最能代表自身疼痛程度的数字，由医护人员根据患者对疼痛的描述选择相应的数字。按照疼痛对应的数字将疼痛程度分为轻度疼痛(1～3)、中度疼痛(4～6)、重度疼痛(7～10)。

2. 面部表情疼痛评分量表法 由医护人员根据患者疼痛时的面部表情状态，参照《面部表情疼痛评分量表》作疼痛评估，适用于儿童、老年人，以及存在语言或文化差异或其他交流障碍、表达困难的患者。

3. 视觉模拟法 是用一条长约10cm的游动标尺，一面标有 10 个刻度，两端分别为"0"分端和"10"分端，0分表示无痛，10分代表最剧烈疼痛。患者面对无刻度的一面，将游标放在当时最能代表疼痛程度的部位，医师根据患者标出的位置为其评出分数。亦可以用一条直线代替游动标尺。

4. 主诉疼痛程度分级法 根据患者对疼痛的主诉，将疼痛程度分为轻度、中度、重度三类。

（1）轻度疼痛：有疼痛但可忍受，生活正常，睡眠无干扰。

（2）中度疼痛：疼痛明显，不能忍受，要求服用镇痛药物，睡眠受干扰。

（3）重度疼痛：疼痛剧烈，不能忍受，需用镇痛药物，睡眠受严重干扰，可伴自主神经紊乱或被动体位。

（三）全面评估原则

全面评估是指对癌症患者疼痛病情及相关病情进行全面评估，包括疼痛部位及范围（有无放射性疼痛及牵涉痛）；疼痛病因及类型（躯体性、内脏性或神经病理性）；疼痛发作情况（疼痛性质、加重或减轻的因素）；疼痛发作时间及频率；既往镇痛治疗情况；重要器官功能情况，心理精神情况，家庭及社会支持情况，以及既往史（如精神病史、药物滥用史）等。应当在患者入院后24h内进行首次全面评估，在治疗过程中，应当在给予镇痛治疗 3 日内或达到稳定缓解状态时进行再次全面评估，原则上不少于 2 次/月。

癌痛全面评估通常使用《简明疼痛评估量表（BPI）》评估疼痛及其对患者情绪、睡眠、活动能力、食欲、日常生活、行走能力、与他人交往等生活质量的影响。应当重视和鼓励患者描述对镇痛治疗的需求及顾虑，并根据患者病情和意愿，制订患者功能和生活质量最优化目标，进行个体化的疼痛治疗。

（四）动态评估原则

动态评估是指持续、动态评估癌痛患者的疼痛症状变化情况，包括评估疼痛程度、性质变化情况、暴发性疼痛发作情况、疼痛减轻及加重因素、镇痛治疗的不良反应等。动态评估对于药物镇痛治疗剂量滴定尤为重要。在镇痛治疗期间，应当记录用药种类及剂量滴定、疼痛程度及病情变化。

四、治疗

（一）治疗原则

综合治疗是最基本的镇痛原则，要根据患者的病情和身体状况，采取有效镇痛治疗手段，能够持续、有效地消除疼痛，预防和减少药物的不良反应，减轻疼痛及治疗对患者带来的心理负担，最大限度地提高患者的生活质量。

（二）治疗方法

癌痛的治疗方法包括病因治疗、药物镇痛治疗和非药物治疗。

1. *病因治疗*　癌痛的主要病因是癌症本身及并发症等。抗癌治疗及减轻并发症症状，如手术、放疗、化疗、靶向治疗等，可从一定程度上解除癌痛。

（1）手术治疗：根治性手术治疗是癌症治疗的主要手段。对于晚期癌痛患者，手术多为姑息性手术，以缓解压迫症状，减轻疼痛。

（2）放疗：姑息性放疗适用于一般情况较差的晚期癌症患者，主要用于治疗骨转移疼痛、脊髓压迫、脑转移等。

（3）化疗及靶向治疗：用于对化疗敏感的肿瘤，使肿瘤快速缩小，减轻压迫或侵犯神经引起的疼痛。

（4）抗癌治疗过程中导致合并症的治疗。

2. *药物镇痛治疗*

（1）原则：根据世界卫生组织（WHO）癌痛三阶梯镇痛指南，癌痛药物镇痛治疗的五项基本原则如下。

1）口服给药：口服为最常见的给药途径。对不宜口服给药者可选用其他给药途径，如吗啡皮下注射、患者自控镇痛，较方便的方法有透皮贴剂、栓剂纳肛镇痛等，静脉途径应用阿片药物，起效快，15min达峰值，用于需要快速镇痛的患者。

2）按阶梯用药：根据患者疼痛程度，分别选用不同强度的镇痛药物。①轻度疼痛：可选用非甾体消炎药（NSAID）。②中度疼痛：可选用弱阿片类药物，并可合用非甾体消炎药。③重度疼痛：可选用强阿片类药，并可合用非甾体消炎药。在使用阿片类药物的同时，合用非甾体消炎药可以增强阿片类药物的镇痛效果，并可减少阿片类药物的用量。如果能达到良好的镇痛效果，且无严重的不良反应，轻度和中度疼痛也可考虑使用强阿片类药物。如果患者诊断为神经病理性疼痛，应首选三环类抗抑郁药物或抗惊厥类药物等。

3）按时用药：指规定时间间隔规律性给予镇痛药，有利于维持稳定、有效的血药浓度。目前，控缓释药物临床使用日益广泛，强调以控缓释阿片药物作为基础用药的镇痛方法，在滴定和出现暴发痛时，可给予速释阿片类药物处理。

4）个体化给药：指根据患者病情和镇痛药物剂量，制订个体化用药方案。使用阿片类药物时，由于个体差异，阿片类药物无理想标准用药剂量，且无封顶效应，应根据患者的病情，使用足够剂量，使疼痛得到缓解。同时，鉴别是否有神经病理性疼痛的性质，考虑是否需要联合用药。

5）注意具体细节：使用镇痛药的患者必须加强监护，全面评估、观察其疼痛缓解程度和患者反应情况，注意药物联合应用之间的相互作用，并能及时采取相应措施减少药物的不良反应发生，提高患者的生活质量。

（2）药物选择与使用方法：应当根据患者疼痛的强度与性质、正在接受抗肿瘤的治疗、伴随疾病等情况，合理选择镇痛药物和辅助药物，个体化调整用药剂量、给药频率，减少不良反应，获得最佳镇痛效果。

1）第一阶段药物：对乙氨基酚和非甾体消炎药。常用癌痛治疗的非甾体消炎药包括布洛芬、双氯芬酸、吲哚美辛、塞来昔布等。非甾体消炎药通过抑制前列腺素（prostaglandin，PG）合成过程中的限速酶即环氧合酶（cyclooxygenase，COX），使花生四烯酸不能转变为前列腺素而发挥解热、镇痛、抗炎作用。有 3 种 COX 同工酶，即 COX-1、COX-2、COX-3。非甾体消炎药常见的不良反应有消化性溃疡、消化道出血、血小板功能障碍、肾功能损伤、肝功能损伤等。不良反应的发生，与用药剂量及持续使用时间相关。非甾体消炎药的使用原则：①轻度非炎性疼痛，首选对乙酰氨基酚，如效果欠佳，应用非甾体消炎药；②非甾体消炎药不能长期、大量使用，日限制剂量为布洛芬 2400mg/d，对乙酰氨基酚 2000mg/d，塞来昔布 400mg/d；③不推荐同时使用 2 种非甾体消炎药；④无消化性溃疡及出血患者，可以应用非选择性 COX 抑制剂；⑤确实需要长期使用的，最好避免非选择性 COX 抑制剂；⑥有使用禁忌证的患者，可选择对乙酰氨基酚或阿片类药物；⑦连续使用 2 种非甾体消炎药无效，换药，使用一种非甾体消炎药，若有效，但不良反应明显，换用另一种非甾体消炎药；⑧注意与其他药物的相互作用；⑨服用非甾体消炎药，要定期监测血压、血系列、便常规、尿素氮及肌酐。

2）第二阶梯药物：可待因是既往 WHO 推荐的第二阶梯代表药物。曲马多新定义为"非阿片类中枢镇痛药"，具有弱阿片受体激动作用及部分抗抑郁作用。近年来，提倡应用低剂量阿片类药物，治疗中度疼痛，可很快达到镇痛目的。

3）第三阶梯药物：阿片类药物。临床上常用于治疗癌痛的短效阿片类药物为吗啡即释片、注射液、口服液、栓剂等，长效阿片类药物为吗啡缓释片、羟考酮缓释片、芬太尼透皮贴剂等。长期应用阿片类镇痛药时，首选口服给药途径，有明确指征时可选用透皮吸收途径给药，也可临时皮下注射用药，必要时可自控镇痛给药。

a. 初始剂量滴定：剂量滴定的定义是阿片类镇痛药经过逐渐调整剂量，达到最佳用药剂量，分为阿片类药物未耐受的患者、阿片类药物耐受的患者。阿片类药物耐受的患者是指服用至少以下剂量药物者：口服吗啡 60mg/d、芬太尼透皮贴剂 25μg/h、口服羟考酮 30mg/d、口服氢吗啡酮 8mg/d、口服羟吗啡酮 25mg/d，或等效剂量其他阿片类药物，持续 1 周或更长时间。

对于阿片类药物未耐受的患者，如果疼痛评分≥ 4 分，或疼痛评分< 4 分但未达到疼痛控制和功能目标，根据疼痛程度，使用吗啡即释片或羟考酮缓释片进行治疗，拟定初始固定剂量吗啡即释片 5 ～ 10mg，每 4h

一次或羟考酮缓释片 10mg，每 12h 一次；每 60min 评估口服药物的疗效和不良反应，如果疼痛评分未变或增加，为了获得良好的镇痛效果，建议阿片类药物剂量增加 50%～ 100%。如果疼痛评分降至 4～6 分，那么重复相同剂量，口服药物 60min 后再次评估。如果 2～3 个剂量周期后再次评估发现，中重度疼痛控制不佳，那么改变给药途径，由口服改为静脉给药，或考虑后续治疗策略。如果疼痛评分降至 1～3 分，最初 24h 按照当前有效剂量按需给药，然后进入后续治疗。计算第 2 天药物剂量：次日总固定量＝前 24h 总固定量＋前日总滴定量。

对于阿片类药物耐受的患者，如果出现疼痛强度 ≥ 4 的暴发痛，或疼痛强度 < 4 分但未达到疼痛控制和功能目标，为了使疼痛得到良好控制，计算前 24h 内口服阿片类药物总量，"解救"剂量增加 10%～20%。每 60min 评估口服吗啡即释片或羟考酮的疗效和不良反应，如果疼痛评分未变或增加，阿片类药物解救剂量增加 50%～ 100%。如果疼痛评分降至 4～6 分，那么重复相同剂量，口服药物 60min 后再次评估。如果 2～3 个剂量周期后，中重度疼痛患者的疼痛评分无变化，那么改变给药途径，由口服改为静脉给药，或考虑后续治疗策略。如果疼痛评分降至 1～3 分，最初 24h 按照当前有效剂量按时给药，然后再进入后续治疗。

b. 维持用药：在应用长效阿片类药物期间，应当备用短效阿片类镇痛药。当患者因病情变化，长效镇痛药物剂量不足时，或发生暴发性疼痛时，立即给予短效阿片类药物，用于解救治疗及剂量滴定。解救剂量为前 24h 用药总量的 10%～20%。每日短效阿片解救用药次数大于 3 次时，应当考虑将前 24h 解救用药换算成长效阿片类药按时给药。阿片类药物之间的剂量换算，可参照换算系数表。换用另一种阿片类药时，仍然需要仔细观察病情，并个体化滴定用药剂量。如需减少或停用阿片类药物，则采用逐渐减量法，即先减量 30%，2d 后再减少 25%，直到每日剂量相当于 30mg 口服吗啡的药量，继续服用 2d 后即可停药。

c. 阿片类药物选用原则：选择纯阿片受体激动剂，如可待因、吗啡、羟考酮、芬太尼等药，不选混合激动药；选择半衰期短的药物；肾衰竭患者不用吗啡、曲马多镇痛；哌替啶不用于癌痛镇痛；不建议应用安慰剂治疗癌性疼痛。

d. 不良反应防治：阿片类药物的不良反应主要包括便秘、恶心、呕吐、嗜睡、瘙痒、眩晕、尿潴留、谵妄、认知障碍、呼吸抑制等。除便秘外，阿片类药物的不良反应大多是暂时性或可耐受的。

便秘是晚期癌症的常见症状，也是阿片类药物及常用辅助镇痛药物的常见不良反应。治疗便秘应全面评估原因，患者的便秘常分为器质性和功能性两类，肿瘤浸润肠管、神经或抗肿瘤药物所致的神经毒性致器质性便秘；50% 左右的晚期患者合并功能性便秘。应预防便秘，增加膳食纤维及饮水量，服用阿片类药物前常规使用通便药物。通便药物主要分为粪便软化剂和刺激性泻药。粪便软化剂主要有多库酯钠、乳果糖、聚乙二醇；刺激性泻药有番泻叶、酚酞、液状石蜡等。

恶心、呕吐是镇痛药的常见不良反应，在接受化疗、放疗等抗肿瘤治疗时更常见。使用阿片类药物时，要同时服用止吐药物。一旦出现恶心、呕吐，应按时给药，不要出现症状后再用药；止吐药逐渐滴定至最佳剂量，若效果不好，可以联用另一种药物；联合用药优于单药。

尿潴留，老年、同时使用镇静药、合并前列腺增生症的患者，会增加尿潴留风险。其重在预防，使用阿片类药物镇痛的患者，尽量避免同时使用镇静药，膀胱过度充盈，积极治疗前列腺增生，给予良好的排尿空间及时间。治疗首选非药物手段，流水诱导、膀胱区按摩及会阴热水冲洗。如无效，可以考虑针灸，持续效差者，考虑导尿或换药。

眩晕主要发生在阿片类药物使用初期。初次使用阿片类药物不要剂量过高，轻度眩晕可自行恢复，中重度可以减少阿片类药物的剂量或加用抗组胺药物、催眠镇静药物。

疼痛本身是阿片的拮抗剂，但药物剂量使用不当尤其是合并有肾功能不全时，可致呼吸抑制（< 8 次 / 分）和（或）潮气量减少、潮式呼吸、发绀、针尖样瞳孔、嗜睡至昏迷、骨骼肌松弛、皮肤湿冷，有时可有心动过缓、低血压。严重者可呼吸暂停、深昏迷、循环衰竭、心脏停搏。治疗：通畅呼吸道、辅助或控制通气；使用阿片拮抗剂纳洛酮 0.4mg 加入 10ml 生理盐水中，缓慢静脉注射，必要时，每 2min 应用 0.1mg 或纳洛酮 2mg 加入 500ml 生理盐水或 5% 葡萄糖溶液中（0.004mg/ml）静脉滴注。输液速度根据病情决定，严密监测。

4）辅助用药：辅助镇痛药物包括抗惊厥类药物、抗抑郁类药物、皮质激素、双膦酸盐、N-甲基-D-天冬氨酸受体（NMDA）拮抗剂和局部麻醉药。辅助药物能够增强阿片类药物的镇痛效果，或产生直接镇痛作用。辅助镇痛药常用于辅助治疗神经病理性疼痛、骨痛、内脏痛。辅助用药的种类选择及剂量调整，需要个体化对待。常用于神经病理性疼痛的辅助药物主要有如下几种。

a. 抗惊厥类药物：用于神经损伤所致的撕裂痛、放电样疼痛及烧灼痛，如卡马西平、加巴喷丁、普瑞巴林。加巴喷丁 100 ～ 300mg 口服，每日 1 次，逐步增量至 300 ～ 600mg，每日 3 次，最大剂量为 3600mg/d；普瑞巴林 75 ～ 150mg，每日 2 ～ 3 次，最大剂量为 600mg/d。主要不良反应：恶心、呕吐、食欲缺乏、皮肤过敏反应、头晕、头痛、共济失调、嗜睡，严重者可致精神错乱、皮疹、白细胞减少、肝损害。卡马西平长期使用会导致低钠血症。

b. 三环类抗抑郁药：用于中枢性或外周神经损伤所致的麻木样痛、灼痛，该类药物也可以改善心情、睡眠，如阿米替林、度洛西汀、文拉法辛等。阿米替林 12.5 ～ 25mg 口服，每晚 1 次，逐步增至最佳治疗剂量。主要不良反应：口干、便秘、视物模糊、排尿困难、尿潴留，少数可发生震颤或癫痫发作。

c. 皮质激素类药物：用于辅助治疗肿瘤侵犯中枢神经系统所致的疼痛。常用的有地塞米松、泼尼松，其常见不良反应：长期服用药物可引起医源性库欣综合征面容和体态、体重增加、下肢水肿、出血倾向、骨质疏松、肌无力、低钾血症、血糖增高、创口愈合不良、易感染等免疫力低下。

d. 双膦酸盐类：主要用于骨转移引起的骨痛，预防骨相关疾病。常见不良反应：约 10% 的患者用药后有轻度恶心、呕吐或腹泻。颌骨坏死为罕见严重不良反应。

药物镇痛治疗期间，应当在病历中记录疼痛评分及药物的不良反应，以确保患者癌痛安全、有效、持续缓解。

3. 非药物治疗　用于癌痛治疗的非药物治疗方法主要有介入治疗、针灸、按摩、理疗、经皮穴位电刺激、认知 - 行为训练（如催眠、放松）、社会心理支持治疗等。合理应用非药物疗法，是药物镇痛治疗的有益补充，与镇痛药物治疗联用，能够增加镇痛治疗的效果。

介入治疗是指神经阻滞、神经松解术、经皮椎体成形术、神经损毁性手术、神经刺激疗法、射频消融术等干预性治疗措施。硬膜外、椎管内、神经丛阻滞等途径给药，可通过单神经阻滞而有效地控制癌痛，减轻阿片类药物的胃肠道反应，减少阿片类药物的剂量。介入治疗前应当综合评估患者的预期生存时间及体能状况、是否存在抗肿瘤治疗指征、介入治疗的潜在获益和风险等。

五、患者及家属宣教

患者及家属的理解和配合在癌痛治疗过程中尤其重要，应当有针对性地开展镇痛知识宣传教育。重点如下：鼓励患者主动向医护人员描述疼痛的程度；告知患者及家属镇痛治疗是肿瘤综合治疗的重要部分，不必忍痛，忍痛既影响情绪，也影响免疫力，对患者无好处；确保药物安全放置；吗啡及阿片类药物是癌痛治疗的常用药物，癌痛治疗中成瘾的现象极为罕见；多数癌痛可通过药物治疗有效控制，患者应在医护指导下进行镇痛治疗，规律服药，一种药物无效，可以换用另一种药物，不宜自行调整镇痛药剂量和镇痛方案；镇痛治疗时要严密观察疗效和药物的不良反应，随时与医务人员沟通，调整治疗目标及治疗措施；应当定期复诊或随访。

癌痛的诊治流程见图 8-1。

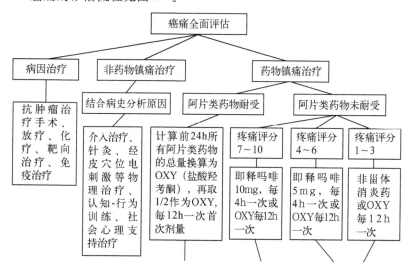

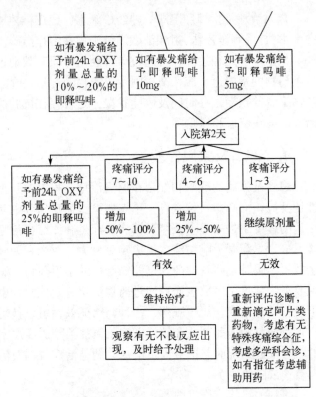

图 8-1　癌痛的诊治流程

（陈　琴　赵学红　米希茂　张艳明）

第9章

肿瘤患者营养治疗

一、肿瘤患者常见营养问题

（一）营养不良

1. 原因

（1）厌食：是一种复杂的进食障碍，是引起肿瘤患者营养不良的主要因素之一。

（2）机体代谢改变：无效代谢增加。

（3）机体能量消耗改变：主要是能量消耗增加和能量利用无效。

（4）肿瘤因子作用。

（5）宿主 - 肿瘤相互作用。

（6）肿瘤治疗的影响。

2. 常见表现

（1）3 个月内非自主性体重下降 3kg 或 5% 以上。

（2）进食较需要量减少 1/3 持续 1 周以上。

（3）BMI < 18.5[BMI= 体重（kg）/ 身高（m^2）]。

（4）化验：血白蛋白（ALB）或血红蛋白等指标低于正常值（除外感染及肝功能不良等因素）。

3. 治疗前营养不良　找专业的临床营养师或医师进行营养评估和营养支持治疗。

（1）营养评估：根据病史、饮食史、体重、人体成分分析、实验室检查、综合营养评估量表等评估患者的营养状况。

（2）营养支持治疗：通过营养咨询、口服营养补充、肠内营养管饲、肠外营养支持、药理营养治疗等手段改善患者的营养状况。

（3）抗癌治疗前 7～14d 的营养支持治疗有利于减少抗癌治疗并发症及提高治疗疗效。

（二）白细胞、血小板水平下降

肿瘤患者多数可能经历手术、放疗、化疗、生物治疗等，而不论是手术创伤还是放化疗的不良反应都可能导致患者处于应激状态，消耗增加。因此有必要在平衡膳食的基础上适当增加富含蛋白质（增加 50%）、抗氧化维生素和微量元素食物的摄入。其中蛋白质可以帮助修复受损组织和细胞，以提高免疫力。措施：①注射促进骨髓造血的药物；②保证摄入足量的蛋白质，促进白细胞再生；③增加富含抗氧化营养素的食物，降低放化疗不良反应；④保证食品卫生，预防感染。

优质蛋白质丰富的食物有牛奶、大豆制品、鸡蛋、畜禽肉及鱼虾。

抗氧化营养素丰富的食物：①各种新鲜的蔬菜及水果，如深色蔬菜、菠菜、西蓝花、西红柿、芦笋、萝卜、鲜豆、藕、茄子、香菇、葱蒜及柑橘、苹果、猕猴桃、芒果、木瓜、圣女果等；②全谷类，如燕麦、小米、玉米、高粱、薏苡仁、黑米、荞麦；③坚果和种籽，如核桃、榛子、杏仁、葵花籽、芝麻；④其他，如畜禽肉、鱼虾、蛋、奶、豆腐、动物肝脏等。

（三）肿瘤恶病质

1. 定义　恶病质是一种与基础疾病相关，以肌肉消耗为主，伴或不伴脂肪丢失为特点的复杂的代谢综合征。

2. 原因　营养摄入减少可能是恶病质的重要原因，并在其病理过程中起到重要作用。

3. 可能造成的危害　恶病质是恶性肿瘤患者常见的致死因素。

（1）影响治疗效果，化疗耐受性差。

（2）生存期缩短。

（3）生活质量下降。

（4）住院天数延长。

（5）医疗费用增加。

4. 临床表现

（1）厌食或摄食减少：①食量减少；②味觉和嗅觉紊乱；③饱胀感和恶心；④下消化道不蠕动。

（2）体重丢失。

5. 诊断

（1）6个月内体重丢失 >5%。

（2）BMI < 20 且体重丢失 > 2%。

（3）四肢骨骼肌萎缩且体重丢失 > 2%。

6. 治疗

（1）肿瘤恶病质重在早期营养干预：肿瘤患者确诊后即需要进行营养评估，每次就诊时重复进行，以便进行早期营养干预。

（2）营养支持。

（3）减少厌食：甲地孕酮。

（4）抑制肿瘤引起的促炎症反应：糖皮质激素、ω-3 脂肪酸。

（5）药物：孕激素。

（四）营养不良对肿瘤患者的影响

肿瘤患者营养不良的发生率高且危害较大。

（1）住院时间延长，短期内再入院率升高，住院费用增加。

（2）并发症发生率和死亡率增加。

（3）化疗药物的毒性作用增加，机体耐受性下降。

（4）对化疗的顺应性和响应性较差。

（5）削弱患者的免疫功能，增加化疗后感染的发生率。

二、肿瘤患者的营养治疗

（一）原因

1. 营养支持可以改善宿主营养状况　临床经验提示，若在抗肿瘤治疗合并营养支持后，凡体重增加者，预后均较理想。

2. 改善机体免疫功能　中晚期肿瘤患者除营养不良外，还同时伴有明显的免疫功能低下。近年来，有人尝试在标准肠内营养的基础上，增加精氨酸、ω-3 脂肪酸和核糖核酸，以期改善癌性恶病质，增强肿瘤患者的免疫功能，提高抗侵袭性治疗的能力。

3. 降低并发症，改善预后　通过治疗恶病质的营养不良状态，可以改善肿瘤患者的机体活力和生存质量，从而延长生存期，采取干预措施使肿瘤患者体重不再继续丢失，同时结合化疗，能够明显延长胃肠癌患者的中位生存期。由于恶病质营养不良对肿瘤患者的影响极大，因此在肿瘤自然病程的早期就应该考虑营养支持治疗。

（二）营养支持的方式和途径

通俗地讲，营养支持就是通过各种途径（口服、鼻饲、插管、静脉输入）将机体所需营养物质运输进肠道或直接进入血液以改善患者的营养不良状况，促进疾病恢复，改善生活质量。

1. 肠内营养 是指通过口服或管饲给予营养液，用于补充机体所需要的全部或部分营养。肠内营养通过给患者提供重要的能量、氮源、维生素及必要的微量元素，促进患者的康复。

2. 肠外营养 是指经静脉为无法经胃肠道摄取营养物或摄取的营养物不能满足自身代谢需要的患者提供人体所需的营养素，以抑制分解代谢，促进合成代谢并维持结构蛋白的功能。

（三）肿瘤患者五阶梯营养疗法

营养不良的规范治疗应该遵循五阶梯治疗原则（图 9-1）：首先选择营养教育，然后依次向上晋级选择口服营养补充（ONS）、全肠内营养（TEN）、部分肠内营养（PEN）＋部分肠外营养（PPN）、全肠外营养（TPN）。参照欧洲临床营养和代谢学会（ESPEN）指南建议，当下一阶梯不能满足 60% 目标能量需求 3 ～ 5d 时，应该选择上一阶梯。

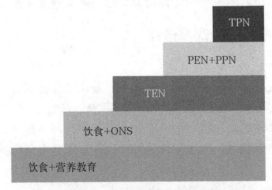

图 9-1 营养不良患者营养干预五阶梯模式

TPN，全肠外营养；TEN，全肠内营养；PPN，部分肠外营养；PEN，部分肠内营养；ONS，口服营养补充；营养教育包括营养咨询、饮食指导与饮食调整

第一阶梯：饮食＋营养教育

饮食＋营养教育是所有营养不良患者（不能经口摄食的患者除外）首选的治疗方法，是一项经济、实用而且有效的措施，是所有营养不良治疗的基础。轻度营养不良患者使用第一阶梯治疗即可完全治愈。

第二阶梯：饮食＋ONS（口服营养补充）

2006 年 ESPEN 指南将口服营养补充定义为"以特殊医学用途（配方）食品（FSMP）经口服途径摄入，补充日常饮食的不足"。研究发现，每日通过 ONS 提供的能量大于 400 ～ 600kcal 才能更好地发挥 ONS 的作用。如果饮食＋营养教育不能达到目标需要量，则应该选择饮食＋ONS。

第三阶梯：TEN（全肠内营养）

TEN 特指在完全没有进食条件下，所有的营养素完全由肠内营养制剂（FSMP）提供。在饮食＋ONS 不能满足目标需要量或者一些完全不能饮食的条件下如食管癌完全梗阻、吞咽障碍、严重胃瘫，TEN 是理想选择。在一些特定情况下，TEN 不仅是一种营养补充手段，而且是一种独特的治疗方法。

第四阶梯：PEN（部分肠内营养）＋PPN（部分肠外营养）

在 TEN 不能满足目标需要量的条件下，应该选择 PEN ＋ PPN，或者说在肠内营养的基础上补充性增加肠外营养。尽管完全饮食或完全肠内营养是理想的方法，但是，在临床实际工作中 PEN ＋ PPN 是更现实的选择，对肿瘤患者尤为如此。因为厌食、早饱、肿瘤相关性胃肠病、治疗不良反应等使患者不想吃、吃不下、吃不多、消化不了，此时的PPN 或补充性肠外营养（SPN）就显得特别重要。

第五阶梯：TPN（全肠外营养）

在肠道完全不能使用的情况下，TPN 是维持患者生存的唯一营养来源。

（四）放化疗肿瘤患者饮食原则

1. 放疗患者

（1）卧床休息，多饮水。每日饮水 1500 ～ 2000ml。

（2）少食多餐，吃细软易消化的食物，每日 4 ～ 6 餐，可给予半流质、软食，适当进食带有咸味的食物和点心。

（3）增加优质蛋白质的摄入，动物性蛋白质占 2/3 以上；限制脂肪的摄入；增加维生素的摄入，尤其是维生素 A、维生素 C、B 族维生素。

（4）给予增强免疫力的食物，如菌类食物。适当增加抵御放射线的食物，如海带、紫菜等。

（5）注意烹饪方法，给予蒸、煮、炖、炒等方法，避免煎、炸、熏、烤等方法。

2. 化疗患者

（1）食物要少而精，化疗期间会出现恶心、呕吐、腹泻、食欲缺乏等情况，应增加高蛋白、高热能食物的摄入，坚持进食，若出现呕吐进食不够时，应增加肠外营养补充营养素。

（2）多吃富含维生素 A 和维生素 C 的食物，可增强全身抵抗力，抑制癌细胞的增生，如西红柿、胡萝卜、橙子、大枣等。

（3）少食多餐，三餐之外可增加一些体积小、热量高、营养丰富的食品，如巧克力、面包等。进餐时避开化疗药物作用的高峰。

（4）对症调整饮食：增加一些调味品，以增强食欲。进食后易呛咳，可进少渣流质、半流质饮食。

（5）进食清淡、易消化的食物，采用少油或无油饮食，忌食辛辣、刺激性食品，呕吐严重者，可在一定时间内暂禁饮食。

（6）化疗当天，增加饮水量，每日在 2500ml 以上。

（7）食物多样化，改变烹调方法：给予蒸、煮、炖、炒等方法，避免煎、炸、熏、烤等方法。

（8）增加谷氨酰胺：谷氨酰胺对化疗产生的不良反应或某些应激状态下造成的不良反应有保护作用。

（五）肿瘤患者常见饮食误区

1. 担心营养促进肿瘤生长，希望"饿死"肿瘤　肿瘤患者日常生活中有一个很大的顾虑：担心营养促进肿瘤生长，从而减少营养摄入。更有甚者，希望通过饥饿去"饿死"肿瘤。国际权威指南指出：无证据表明营养支持会促进肿瘤生长，在临床实际工作中不必考虑这个理论问题。不给营养，正常细胞就不能发挥生理功能，而肿瘤细胞仍然会掠夺正常细胞的营养，结果饿死的只能是患者本人，而不是肿瘤细胞。

营养不良的人群更加容易发生肿瘤，营养不良的肿瘤患者并发症更多、生活质量更低、临床预后更差、生存时间更短。营养支持应该成为肿瘤患者的基本治疗措施。日常生活中，吃饭既不能过饱，也不能过少，七八分饱最好。

2. **迷信"补品"，轻视营养素** 由于营养知识不足、商业操作，肿瘤患者往往迷信冬虫夏草、燕窝、人参、灵芝等贵重补品，而忽视肠内营养剂如安素、能全素、能全力、瑞素、瑞能等。实际上，几万元钱的贵重补品的营养价值不会好于几十元钱的肠内营养剂。所以，日常饮食不足的肿瘤患者，应该首先选择肠内营养剂进行口服补充。

3. **盲目忌口，偏信偏食** 是肿瘤患者的一个常见营养误区。有人认为鱼、肉、蛋、鸡、鸭、鹅等是"发物"，会加快肿瘤生长，因此，不能吃。实际上，上述动物肉、蛋都是优良的蛋白质来源，比植物蛋白质更加全面、均衡。研究发现，提高饮食中的蛋白质比例会明显提高肿瘤患者的体能及生活质量，延长生存时间。因此，肿瘤患者首先应该增加蛋白质摄入，其次才是选择什么蛋白质的问题。完全素食不利于肿瘤患者，荤素搭配才是最佳选择。

增加植物蛋白质（豆类含量最为丰富）、提高白肉比例，减少红肉摄入。实际上，每一种动物都有红肉及白肉，只是比例多少不同。日常生活中，我们可以通俗地描述：四腿动物是红肉，如猪、马、牛、羊；无腿动物是白肉，如鱼；两腿动物红白相间，如鸡、鸭、鹅。

4. **病急乱投医** 出于关心自己的考虑，肿瘤患者常常到处寻求神医、寻求秘方、寻医问药，包括寻求营养指导。但是，得到的信息往往是良莠不分、真假难辨、莫衷一是，而且常常是道听途说、朝令夕改、偏信偏疑。实际上，肿瘤患者的营养是一门科学，有严密的科学基础、有严格的操作规程。

建议肿瘤患者定期如每 3 个月到医院接受营养专家的饮食咨询、营养指导、营养筛查及营养评估。养成良好的营养记录习惯，定期记录自己的体重，记录摄食量。把营养的钥匙掌握在自己的手中。

临床营养工作流程见图 9-2。NRS2002 营养风险筛查表见表 9-1。营养评估表（主管全面评估 -SGA）见表 9-2。

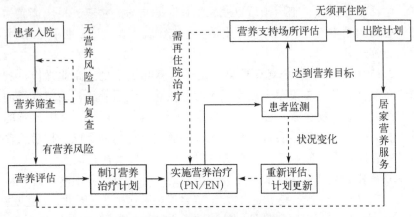

图9-2 临床营养工作流程

表9-1 NRS2002营养风险筛查表

姓名：	性别：	年龄：　岁	身高：　cm	现体重：　kg	BMI：
疾病诊断：				科室：	
住院日期：		手术日期：		住院号：	
NRS2002营养风险筛查：_____分					

疾病评分	评分1分：髋骨折□　慢性疾病急性发作或有并发症者□　COPD□　血液透析□　肝硬化□　一般恶性肿瘤患者□　糖尿病□ 评分2分：腹部大手术□　脑卒中□　重度肺炎□　血液恶性肿瘤□　7d内将行胸/腹部大手术者□ 评分3分：颅脑损伤□　骨髓移植□　大于APACHE10分的ICU患者□
	对于表中没有明确列出诊断的疾病参考以下标准，依照调查者的理解进行评分 1分：慢性疾病患者因出现并发症而住院治疗。患者虚弱但不需卧床。蛋白质需要量略有增加，但可通过口服补充来弥补 2分：患者需要卧床，如腹部大手术后。蛋白质需要量相应增加，但大多数人仍可以通过肠外或肠内营养支持得到恢复 3分：患者在加强病房中靠机械通气支持。蛋白质需要量增加而且不能被肠外或肠内营养支持所弥补。但是通过肠外或肠内营养支持可使蛋白质分解和氮丢失明显减少

续表

小结：疾病有关评分_____分	
营养状态	1. BMI □小于 18.5（3 分） 注：因严重胸腔积液、腹水、水肿得不到准确 BMI 值时，用白蛋白替代（<30g/L，3 分） 2. 体重下降 > 5% 是在□ 3 个月内（1 分） □ 2 个月内（2 分） □ 1 个月内（3 分） 3. 1 周内进食量：较从前减少□ 25%～50%（1 分） □ 50%～75%（2 分） □ 75%～100%（3 分） □无或其他（0 分）
小结：营养状态评分_____分	
年龄评分	□年龄 >70 岁（1 分） □年龄 < 70 岁（0 分）
小结：年龄评分_____分	
总分值 > 3 分：患者处于营养风险，需要营养支持，结合临床，制订营养治疗计划 总分值 < 3 分：每周复查营养风险筛查	

表 9-2 营养评估表（主管全面评估 -SGA）

1. 体重改变

（1）最近 2 周体重变化了吗？不变 - 增加 - 减少 - 多少 -（评价标准）6 个月内体重变化：

A= 体重变化 < 5%，或 5%～10% 但正在改善

B= 持续减少 5%～10%，或由 10% 升至 5%～10%

C= 持续减少 > 10%

（2）2 周内体重变化：

A= 无变化、正常体重或恢复到 5% 内

B= 稳定，但低于理想或通常体重；部分恢复但不完全

C= 减少 / 降低进食

（3）你的食欲：好 - 不好 - 正常 - 非常好

你的进食量有变化吗？不变 - 增加 - 减少 - 多久

进食发生改变的持续时间

你的食物类型有变化吗？没有变化 - 半流量 - 全流量 - 低能量流食 - 不能摄食或有其他的变化

（评价标准）摄食变化：

A= 好，无变化，轻度、短期变化

B= 正常下限但在减少；差但在增加；差，无变化（取决于初始状态）

C= 差并在减少；差，无变化

摄食变化的时间：

A ≤ 2 周，变化少或无变化

B ≥ 2 周，轻 - 中度低于理想摄食量

C ≥ 2 周，不能进食，饥饿

2. 胃肠道症状

你常出现下面的问题吗?

没有食欲：很少 - 从不 - 每日 -2 ～ 3 次 / 周 -1 ～ 2 次 / 周

腹泻：很少 - 从不 - 每日 -2 ～ 3 次 / 周 -1 ～ 2 次 / 周

恶心：很少 - 从不 - 每日 -2 ～ 3 次 / 周 -1 ～ 2 次 / 周

呕吐：很少 - 从不 - 每日 -2 ～ 3 次 / 周 -1 ～ 2 次 / 周

A= 少有，间断

B= 部分症状，> 2 周；严重、持续的症状，但在改善

C= 部分或所有症状，频繁或每日，> 2 周

3. 功能异常

你还能做以前能做的事吗?

遛弯? 没有 - 稍减少 - 明显减少 - 增多

工作? 没有 - 稍减少 - 明显减少 - 增多

室内活动? 没有 - 稍减少 - 明显减少 - 增多

过去 2 周有何改变? 有所改善 - 无变化 - 恶化

A= 无受损，力气 / 精力无改变或轻 - 中度下降但在改善

B= 力气 / 精力中度下降但在改善；通常的活动部分减少；严重下降但在改善

C= 力气 / 精力严重下降，卧床

4. 体格检查

（1）皮下脂肪

A= 大部分或所有部位无减少

B= 大部分或所有部位轻 - 中度减少，或部分部位中 - 重度减少

C= 大部分或所有部位中 - 重度减少

（2）肌肉消耗

A= 大部分肌肉改变少或无变化

B= 大部分肌肉轻 - 中度改变，一些肌肉中 - 重度改变

C= 大部分肌肉重度改变

（3）水肿

A= 正常或轻微

B= 轻 - 中

C= 重

（4）腹水

A= 正常或轻微

B= 轻 - 中

C= 重

SGA 总评结果（SGA 评分等级）

A= 营养良好（大部分是 A，或明显改善）

B= 轻 - 中度营养不良

C= 重度营养不良（大部分是 C，明显的躯体症状）

（李秋莉　张艳明　米希茂　郭淑明）

第10章

肿瘤患者心理治疗

20 世纪 80 年代 Engel 提出了"生物 - 心理 - 社会"医学模式理论，随着心理社会肿瘤学的发展，这两者共同证明了不良的生活事件、个体的个性特点及应对方式等多种心理社会因素与恶性肿瘤的发生发展密切相关，有些不良心理社会因素对机体的免疫功能具有不同程度的影响；心理干预不仅可以显著改善肿瘤患者的心理行为状态，还能改善其免疫功能并影响其疾病的预后。

一、心理因素与肿瘤发生发展的关系

肿瘤的发生与多种因素有关，主要有环境因素（如吸烟、辐射、特殊职业、饮食、化学物质、感染、生活方式等）和遗传因素两大类。

1. **情绪状态与肿瘤的发生发展**　由于心理社会肿瘤学的逐步发展，人们对心理社会因素与肿瘤发生的关系有了更深的认识。那些不善于宣泄生活事件造成的负性情绪体验者，即习惯采用克己、消极对应的人，其恶性肿瘤发生率较高。其中主要的三个方面如下："经历了失去亲人的巨大悲痛而发病、不愿意表达个人情感和情绪压抑、对挫折的消极情绪反应"。

2. **个性特征与恶性肿瘤的发生发展**　心理学家习惯将人的个性分为 A、B、C 三型，A 型行为类型表现为强烈的竞争意识、易激惹等，易罹患冠心病、原发性高血压等身心疾病；B 型行为类型表现为悠闲自得、抱负小，却不易罹患冠心病和原发性高血压；C（cancer）型行为基本特征为压抑、愤怒不能发泄、焦虑、抑郁、克制消极负面情绪、体验过多等，C 型行为者罹患恶性肿瘤的概率高于其他型人群。研究提示，中晚期恶性肿瘤患者中恢复较好者，多具有善于表达、乐观的性格。

3. **生活事件与肿瘤的发生发展**　研究发现，肿瘤患者发病前遭受过负性生活事件的发生率较高，主要以家庭不幸等方面的事件为多，家庭不幸事件包括丧偶、近亲死亡、疾病、离婚、失业、经济状态的改变、暴力事件等。

4. **应对方式与肿瘤的发展**　恶性肿瘤患者通常表现为 3 种常见的心理反应：①阶段型反应，当患者得知自己患了恶性肿瘤，心理状态一般会经历否认、悔恨、妥协、抑郁和接受 5 个阶段。这与个体对疾病的认识、评价及应对方式有关。②混杂型反应，患者表现为多种情绪状态混合存在，时隐时现，复杂多变。③固定型反应，其心理特征相对稳定和持久，多表现为原有人格特征如压抑、忍让、依赖、被动、退缩、固执等。恶性肿瘤患者的应对策略和应对方式与肿瘤的发展和预后直接相关。心理干预后患者的情绪状态、功能状况、生活质量的改善与所采用的认知方法有关，与主动认知应对呈正相关，与回避的认知方法有关。

二、恶性肿瘤对患者心理状况的影响

恶性肿瘤对患者的心理影响包括心理不适应、抑郁、焦虑等状态。

1. **心理不适应状态**　肿瘤引起的身体变化是严重痛苦的原因；同时还发现患者越年轻，述说痛苦越厉害，尤其是未婚患者；肿瘤进展期患者，尤其是有远处转移的患者，痛苦水平最高。

2. **抑郁状态**　流行病学调查显示，普通人群中抑郁症的患病率为5.8%，而在肿瘤患者中高达 20% ～ 50%。抑郁患病率为 5.8%，而在肿瘤患者中高达 20% ～ 50%。抑郁是严重影响恶性肿瘤康复的因素，这些心理问题不但可加重患者的某些症状，还对肿瘤的治疗、患者的生活质量及存活时间产生不良影响。

3. **焦虑状态**　国内资料显示，肿瘤患者焦虑发生率为35.1%。由于恶性肿瘤及其治疗所引起的应激或危机而引发的焦虑是正常的，而肿瘤患者因适应障碍引发的反应性焦虑、器官焦虑综合征、焦虑障碍均为异常焦虑的主要表现。肿瘤患者多表现为患病、治疗中及治疗后的外形改变、生活质量及生活能力下降、担心疾病预后、对死亡的恐惧等，均会产生一系列焦虑的心理反应。肿瘤患者的焦虑与正常的恐惧很难截然分开。发生焦虑障碍的患者，多数伴有抑郁症状，且两者相互加重。

　　恶性肿瘤患者产生的心理影响贯穿于症状的出现、诊断、早期阶段、复发、长期适应到最终死亡。最初的心理反应往往表现为震惊、焦虑或否认，是危机反应；随着临床治疗的开始，患者会出现急性疼痛、恶心、呕吐、焦虑、抑郁等心理和生理反应；在缓解期患者表现为焦虑、抑郁、疑病等反应；临终前患者表现为焦虑、慢性疼痛、抑郁、恐惧、家庭紧张等反应，甚至会出现自杀动机或行为。

三、心理治疗的初步诊断及评分

　　美国国立综合癌症网（NCCN）推荐心理痛苦温度计（distress thermometer, DT）是快速识别癌症患者心理痛苦的筛查工具。目前该量表在肿瘤心理治疗临床中得到了广泛的应用。

　　北京市肿瘤医院康复科唐丽丽团队将国外的 DT 修订为中国版 DT（图 10-1）。该量表从 0 分（无痛苦）到 10 分（极度痛苦）共 11 个等级，如果患者评分 ≥ 4 分，表示有明显的心理痛苦，建议患者看专业心理学家和精神病学家。

请在最符合您近一周所经历的平均痛苦水平的数字上画"○"

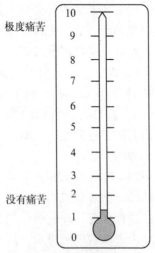

图 10-1　中国版 DT

四、心理干预在恶性肿瘤治疗中的应用

恶性肿瘤本身及治疗的复杂性，使得常规的治疗手段诸如手术、放化疗等不能满足医疗和护理的需要。近些年来，各种形式的心理干预方法已运用于肿瘤临床，帮助患者和他们的亲人面对恶性肿瘤的诊断、治疗、复发和康复。取得的效果证实，心理治疗性干预在肿瘤临床中是非常需要的，是整体医疗的一部分，把它与肿瘤的传统治疗方法有机地整合在一起，不但可以辅助和增强传统治疗方法的效果，在延长患者寿命的同时，有利于提高患者的生存质量。临床上常用的心理干预方法分为两类。

1. 教育性干预　通过和患者交流其所患肿瘤治疗过程中的有关化验、诊断、治疗方法、治疗不良反应及预后等医疗信息，解释疾病可能引起的强烈负性情绪反应，并详细介绍各种不同的应对方式、社会支持状况等，纠正患者对疾病的种种误区及错误认识，使患者对疾病有一个正确的、全面的、客观的认识。

临床上常用的干预方法有心理教育、社会支持、情绪支持、集体性心理干预等。应给患者提供一个表达其负面情绪的平台，使患者能够表述他们关心的有关疾病的问题及与疾病相关的心理情绪反应，这些对患者也是有益的。

2. 认知行为干预　通过帮助患者建立正确的认知方法及帮助其学会并应用一定的行为训练方法，来达到帮助患者改变对恶性肿瘤的诊断、治疗、康复期间的不正确认识和不良行为。其具体方法包括松弛训练、认知疗法生物反馈、暗示疗法、音乐疗法、催眠疗法、养生功疗法等。

综上所述，肿瘤患者的心理治疗是一个极其复杂的过程，只有临床治疗和心理干预有机结合，才能对恶性肿瘤患者的生活质量和疾病过程产生积极影响。在这个过程中，临床医生负责临床治疗，心理医生可通过调整患者的心理状态，使临床治疗达到最优化。心理干预性治疗的趋势是对于肿瘤患者心理干预的时间和方法，进行整体性和个体化等多方面因素的有机结合，使广大的肿瘤患者受益。

肿瘤患者心理治疗流程见图 10-2。

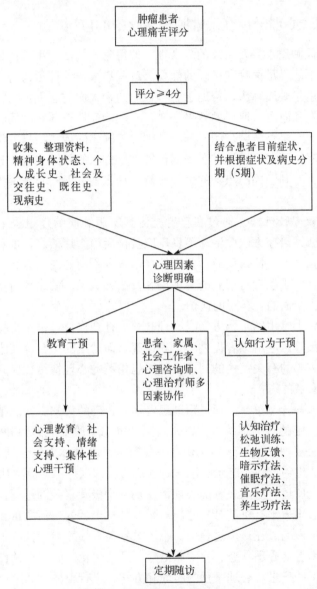

图 10-2 肿瘤患者心理治疗流程

（陈 琴 赵学红 尹杰荣）

第11章
中医药在肿瘤中的应用

中医药治疗肿瘤有着数千年的历史，为解除众多肿瘤患者的痛苦发挥了重要作用，做出了巨大贡献。尽管中医药在以消除瘤体为主的局部治疗中不如手术、放化疗那么显著，但是在提高人体综合抗病能力、增强对疾病的耐受力、改善临床症状、提高生活质量、带瘤生存方面有着不可低估的作用。

每个肿瘤患者都可能会接触到放疗、化疗，这是治疗肿瘤的必由之路。但是，放疗或化疗在杀伤肿瘤细胞的同时，也会对人体的正常组织产生毒副作用。这也使得很多患者一方面对放化疗顾虑重重，另一方面也在寻找消除或减弱放化疗不良反应的方法。

中医药可以有效地减轻放化疗的不良反应，提高患者免疫力，减轻患者的痛苦，提高放化疗完成率。在放化疗期间，运用中医药来调理受不良反应伤害的身体越来越受到人们的认可和重视。

中医药在治疗肿瘤中有什么优势呢？中医在我国有悠久的历史，弥补了现代医学的许多不足之处，临床应用也十分广泛。如中医药可以明显改善患者的生存质量、临床症状及在很大程度上能使肿瘤缩小甚至消失。中医药对放化疗有减毒增效作用，使用中药防治放化疗毒副作用是中医治疗肿瘤的一大特色，不但能顺利完成疗程，还有明显减毒增效作用，可延长肿瘤患者的生存期。

作为综合治疗的一部分，中药与手术治疗、放疗、化疗等同时应用，其目的是减轻放疗、化疗的不良反应，使患者能较顺利地完成疗程，而在手术治疗、放疗、化疗之后的中药应用，目的是提高远期疗效。

　　在癌症治疗过程中，中医药应该贯穿始终。那么，患者该何时服用中药呢？其实，只要确诊就应该开始服用中药，这样才能更好地发挥肿瘤综合治疗的作用，为患者赢得更好的生活质量和生存期，获得最大的临床受益。当然，对于处于癌前病变的患者，如能及时服用中药，就可阻断癌症的发生，从而防病于未然。

　　中医药可以促进肿瘤患者的康复。在不同治疗阶段，中医药发挥着不同的作用，或以扶正为主，或以祛邪为主，通过调和脏腑功能，达到阴阳平衡。应用中药治疗，一是可以复原手术对人体造成的损伤，减轻放化疗的不良反应，增强各种治疗效果；二是中药本身具有抗癌扶正作用，可以调节人体的内环境，提高机体抗病能力，控制肿瘤的生长，防止复发和转移；三是中药可以解决疾病所产生的诸多症状，有些症状采用西药治疗效果不理想，如疲乏、口干、口苦、纳呆、多汗、失眠多梦等，通过中医辨证论治，可以发挥意想不到的疗效。运用中医药把肿瘤复转消灭在萌芽阶段，不仅可提高治愈率，还能防止其恶变，保守治疗延长患者生命。

一、肿瘤的病因与发病

　　中医学认为恶性肿瘤的产生不外乎内因、外因和不内外因。内因主要是人体正气虚衰、脏腑失调及七情内伤；外因主要为六淫之邪和疫毒之邪；不内外因则指饮食不节和劳逸损伤。其病机可概括为气、血、痰、瘀、毒、虚六个方面。

（一）病因

1. 内因

（1）情志内伤：中医学很早就认识到精神因素与肿瘤的发生发展有关，并很重视精神刺激所引起的心理冲突与疾病发生的关系。七情内伤是指喜、怒、忧、思、悲、恐、惊七种情志的异常变化，致使人体气机升降失常，脉络受阻，血行不畅，脏腑失和，日积月累而成积聚等病。所以，以气滞为先导，渐致血瘀、痰凝、湿聚等相兼为患，就成为肿瘤发生发展的关键。现代亦有学者研究发现，忧郁、焦虑、失望和难以解脱的悲伤等不良情绪常常是肿瘤发生的前奏，社会心理的紧张刺激会降低或抑制机体的免疫力，造成免疫功能低下而引起癌症。

（2）正气虚衰，脏腑失调：人体体质状况与肿瘤的发生也有密切关系。明代张介宾在《景岳全书》中云："积者，由脏腑虚弱，食生冷之物，脏腑虚弱不能消，结聚成块。"正由于身体气血亏虚，运行失常，以及五脏六腑的蓄毒等体内功能失调，导致癌症的发生。其他如年高体弱、房事不节等均可致肾气亏虚，抗病能力减退，对肿瘤发生也是有影响的。

2. 外因

（1）六淫外袭：肿瘤的发生与六淫邪气侵袭有关。六淫是风、寒、暑、湿、燥、火六种外感病邪的统称。中医学认为凡是人体被外邪所侵，都能影响脏腑功能，阻碍气血运行，导致气滞血瘀，痰湿凝聚，积久则可发为肿瘤。外邪导致疾病的发生，与季节气候、居处环境均有关系，多从口鼻或肌肤途径入侵机体，可单独或合并其他因素共同致病。六淫邪气侵袭人体，客于经络，扰及气血，使阴阳失调，气血逆乱，日久成积，变生肿块，或为息肉，或为恶核，或为疽、瘤等，坚硬如石，积久不消则成肿瘤。

（2）疫毒之邪：疫毒是指较六淫病邪致病更重、具有传染性的一类病邪，疫毒的实质就是引起各种传染病的特异因子，隋代巢元方著《诸病源候论·恶核肿候》提出"恶核者，内里忽有核累累如梅李、小如豆粒……此风邪挟毒所成"。这里提出了疫毒之邪是外因。

3. 不内外因

（1）饮食失宜：饮食不节是疾病发生发展的重要原因之一，饮食不节，饥饱失常，损伤脾胃，不能输布水谷精微，湿浊凝聚成痰，痰阻气机，血行不畅，脉络壅滞，痰浊与气血相搏结，乃成肿瘤类疾病。

（2）劳逸损伤：关于过劳、过逸而致病，在中医历代文献中亦有很多记载。如《素问·宣明五气》曰："久视伤血，久卧伤气，久坐伤肉，久立伤骨，久行伤筋，谓五劳所伤。"过劳、过逸均可以对人体产生不利的影响，造成正气虚弱，脏腑经络气血功能障碍，亦是肿瘤形成的一个因素。

（二）病机

1. 气滞血瘀　中医学认为气血以循环运行不息为常。若气血失调，气郁不舒，血行不畅，导致气滞血瘀，郁结日久，必成癥瘕积聚。如《灵枢·百病始生》云："若内伤于忧怒则气上逆，气上逆则六输不通，温气不行，凝血蕴里而不散，津液凝理，著而不去，而积皆成矣。"凡是肿瘤形见肿块，伴有疼痛，多因气滞血瘀所致，故结合调理气机、活血化瘀的方法，是治疗肿瘤的主要法则之一。在肿瘤的发展过程中，血瘀证随着病情加重而逐步明显，除原有血瘀外，肿瘤患者久病气虚，气虚亦可引起血瘀，使肿瘤包块日渐增大；肿瘤患者接受放疗、化疗或者长期予以大剂苦寒攻伐中药都可以造成气虚。此外，中医还有"阳虚必血滞""气寒则血凝"的理论认识，无论是气机的阻滞、阳气的亏虚或是寒邪的侵袭，均能导致瘀血的形成，促使肿瘤的发生或使患者的病情进一步加重。

2. 痰浊凝聚　中医学认为，肿瘤类疾病的发生发展均与痰邪的凝结和阻滞有关。痰既是病理产物，又是致病因素，不仅指有形可见的痰液，还包括瘰疬、痰核和停滞在脏腑经络中未被排出的"无形之痰"。如由于情志所伤，肝郁化火，火热煎灼津液为痰，而致痰火交结，即所谓"忧郁气结而生痰"。因湿浊凝聚成痰，痰阻气机，血行不畅，脉络壅滞，痰浊与气血相搏结，乃成癌瘤。亦有风、寒、痰、食诸邪与气血互结，壅塞经络，渐成本病者。

3. 热毒内蕴　火热为阳邪，易耗气伤阴动血，又易致肿疡。火热可入于血分而滞于局部，腐蚀血肉，发为痈肿疮疡；外邪入侵，日久化热化火，变为热毒；七情亦能过极而化火，蕴结于脏腑经络，则为邪热火毒。若毒蕴日久，易发为癌瘤、痈疽等。癌症患者，每见邪毒郁热之证，病情日益加重，肿块可迅速增大或扩散，同时易发生感染或形成溃疡，有人称之为"瘀毒内阻"。可见郁火夹痰血凝结于局部，气血痰浊壅阻经络脏腑，皆可结成肿瘤。临床上如见肿瘤患者呈热郁火毒之证，表明肿瘤正在进展，属于病进之象。也有因病久体虚，瘀毒内陷者，病情由阳转阴，成为阴毒之邪，则形成阴疽恶疮，翻花溃烂，胬肉高突，渗流血水，预后不佳。

4. 正气亏损　中医学认为，一切疾病的发生发展都可以从邪正两方面关系的变化来分析。肿瘤的发病及演变过程就是正邪双方斗争的过程，如《内经》云："正胜则邪退，邪盛则正衰。"正邪之间的盛衰强弱，决定着疾病的进退变化。机体的正气在包括肿瘤在内的各种疾病的发生发展过程中占据主导地位，如《外科医案汇编》云："正虚则为岩。"正气亏损的原因一是机体本身的正气不足，无力抗邪；二是邪气对机体的侵害，耗伤了正气。其实，在发病之初虽然患者虚候未著，但已虚在其中；病至中晚期，则气血皆虚，渐显露恶病质之象。肿瘤患者接受放疗、化疗、手术的同时也可致正气亏损、抗病力减退。一旦正气亏损，无以卫外，则更易招致外邪的侵袭，正邪相互搏结，则发本病。如《诸病源候论》云："积聚者，由于阴阳不和，脏腑虚弱，受之于风邪，搏于脏腑之气所谓也。"因此扶正抗癌是中医辨证治疗癌瘤的基本思路。

中医学对肿瘤病因病机的认识多样，且以上四者往往相互夹杂、相兼为患，临床症状复杂多变。痰凝血瘀、毒蕴正亏是其根本病机，至于六淫、七情、饮食所伤等均是直接或间接促成肿瘤的因素。在临床实践工作中，尤其应当重视的是热毒内蕴与正气亏损两个方面的辨证关系，热毒越甚越能耗伤气阴，而正气的进一步亏损则更加无力抑制邪气，如此反复易形成恶性循环。

二、肿瘤的辨证

（一）传统四诊法

1. 望诊　就是凭借视觉去观察患者的精神、色泽、体态、舌质、舌苔、皮肤、黏膜等变化，包括如下内容。

（1）望神：观察患者精神、神态。如神志淡漠，无欲寡欢，精神不振，多为晚期患者和颅内肿瘤患者。

（2）望形态：即观察患者的形体、动态。如发育不良与畸形，往往与小儿某些先天性肿瘤如神经母细胞瘤并存，日后也易出现白血病等；如形肉大脱，大骨枯槁，大肉下陷为恶病质，常为晚期肿瘤患者特有的体征。

（3）望皮肤、黏膜：可观察皮肤及黏膜下浅表部位肿瘤的大小、形态，有利于良、恶性肿瘤的鉴别；观察巩膜有无黄疸，有助于肝、胆、胰头部位肿瘤的诊断；如见皮肤脱水、贫血，常为晚期肿瘤或放化疗后反应。

（4）望痰、涕、二便：如痰中带血，痰中找到癌细胞可确诊为支气管肺癌；鼻衄或涕中夹血，鼻塞不通、憋气，则为鼻咽癌的表现；如大便中夹裹脓血、大便隐血试验阳性、全程血尿则分别为大肠癌、胃癌、膀胱癌的主要症状。

(5) 望舌色、舌态、舌苔：舌诊对于判断邪正盛衰、区别病邪性质、分析病位病势、估计病情预后、评价治疗效果等都具有十分重要的意义。如舌红而干则津液大伤；舌红起刺则营分热盛；镜面舌往往在鼻咽癌、喉癌、舌癌等放疗过程中出现；舌质紫红干枯为肾阴枯竭，邪热病毒入血分；紫而晦暗多为瘀血积聚，常见于肝癌。

(6) 肿瘤的特殊望诊：望患者下口唇，如内侧黏膜出现紫斑，常提示消化系统与生殖系统肿瘤；望舌下静脉，如青紫、迂曲、怒张往往是肝癌、肺癌的晚期表现；如于拇指、食指两指甲观察到紫纹或黑纹，可为食管癌、胃癌早期征兆之一；如见食指、无名指指甲出现紫纹、黑纹，则为肝癌及女性生殖系统肿瘤的先兆，有人认为在癌症症状出现前2～3年即可有上述变化。

2. 闻诊　就是用听觉和嗅觉去感知患者的声音、气味，具体如下。

(1) 听声音：如声音嘶哑，逐日加重，则应考虑咽喉、声带有赘生物；如兼有咳嗽、胸痛应考虑为肺、纵隔肿瘤压迫喉返神经所致；如患者呃逆多日不得缓解，且有嗳气、呕吐等症状应考虑消化道肿瘤；如长期干咳、气促、胸痛、发热、痰中带血，则为肺癌的主要症状。

(2) 嗅气味：一般而言，气味酸腐秽臭者，多属实热；不臭或微有腥气者，多属虚寒。如闻到患者呼出气体或嗳气、呕吐物有恶臭，则为溃疡型胃癌、口腔癌、肺癌晚期坏死组织脱落于痰内所致。妇科恶性肿瘤患者，其带下恶臭难闻，夹杂"五色带下"者，多为湿热癌毒侵袭胞宫，化瘀伤络、血败肉腐所致，常见于晚期宫颈癌、子宫癌。

3. 问诊　是中医诊察疾病的基本方法之一，在四诊中占有重要地位。其基本内容与现代医学闻诊的内容相似，一般是围绕张景岳"十问歌"的内容展开的，即"一问寒热二问汗，三问头身四问便，五问饮食六问胸，七聋八渴俱当辨，九问旧病十问因，再兼服药参机变，妇女尤必问经期，迟速闭崩皆可见"。

4. 切诊

(1) 脉诊：肿瘤患者常见的脉象有沉、弱、细、数、弦、滑、涩、结、代等。脉沉而无力或弱脉提示正气虚；脉细数提示气虚血少或阴虚火旺；如脉沉而有力或弦紧脉提示里实证、痛证；结脉提示气滞血瘀、痰湿凝滞；代脉提示脏气衰微，心气已虚。由于肿瘤病情危恶，症状较多，因而，脉象也往往是数种脉象并见，临床必须明审细察，综合分析。

（2）按诊：是医生用手直接触摸按压患者某些部位，以了解局部冷热、润燥、软硬、压痛、肿块、腧穴或其他异常变化，从而推断疾病部位、性质和病情轻重等情况的一种诊病方法。由于肿瘤多为有形实邪，因此，按诊在肿瘤诊断中更有其特殊的意义。

1）按肿块：肿块是肿瘤存在的主要表现形式，中医学认为其形成主要是气滞血瘀，痰湿凝聚，热毒蕴结所致。通过肿块的形状硬度、压痛、移动度等情况来推断肿块的性质。

a. 形状：凡肿块痛有定处，按之有形，形状多不规则，边缘不清，推之不移，或在短期内迅速增大者，病属血分，多为恶候；凡肿块时聚时散，痛无定处，或按之有形，形状规则，触之光滑，推之可移者，病属气分，多属善候。

b. 硬度：凡肿块按之坚硬如石，表面凹凸不平者，多属瘀毒聚滞，为恶候；凡肿块按之柔软，表面光滑，振之有水鸣者多属痰湿凝滞，或饮邪停聚，为善候。

c. 疼痛：凡肿块按之胀痛者多属气分；按之刺痛者多属血分；按之痛减多为虚证；按之痛甚者多为实证。肿块按之不痛者病轻，按之痛甚者多为凶候。

d. 移动：肿块推之不移者为癥，病重；推之可移者为瘕，病轻。

2）按胸腔积液、腹水：胸腔积液多属悬饮，腹水多属臌胀范畴。

3）按肌肤：指触摸患者某些部位的肌肤，通过肌肤的寒热、润燥、疼痛、肿胀等情况，来分析疾病寒热虚实。

4）按腧穴：腧穴是脏腑经络之气传输之处，亦是内脏病变在体表的反应点。因此，按压身体上的某些特定穴位的变化与反应来推断内脏的某些病变。此外，在本脏腑所隶属的经络上某一穴有压痛点，尤其是各经的原穴，可作为诊断本脏腑疾病的参考。

（二）辨证原则

辨证即是通过望、闻、问、切四诊搜集临床资料，然后加以综合、分析、归纳，最后做出准确的判断，为治疗提供依据。准确的辨证是良好治疗的开端。在临床中，肿瘤的辨证与其他疾病的辨证既有着共性——均遵守中医临床辨治的一般规律，又有其特性。基于肿瘤本身所具有的特殊性，在临床辨证中应掌握以下几个原则。

1. 整体与局部相结合　肿瘤是一种全身性的局部病变，因此掌握整体与局部对立统一的辨证关系，对肿瘤的治疗至关重要。在疾病的过程中，由于局部实性病灶的存在使受侵脏腑组织受损，并影响到全身，出现全身各系统的功能失调和形态变化。反之，全身整体状况的好坏又能决定治疗的成败。所以，对于肿瘤患者，治疗前必须了解患者的全身状况、精神情绪、体质强弱、饮食好坏、各脏腑功能失调状态，作为整体衡量的内容。同时，也要详细掌握肿瘤局部情况，如肿瘤大小、性质等，以便考虑如何消除病灶。当整体处于较好的状况时，则偏重于局部的攻伐，佐以补益；而病情到了晚期，全身已有衰竭表现时，则偏重于整体功能的维护和调理，即扶助正气，特别是对脾胃的调理，补益气血之不足，滋补肝肾之亏虚。这样做的目的在于保"后天之本"，增强机体的抗癌能力，以延长生存时间，提高生存质量；在整体正邪势均力敌时，应攻补并重。

2. 辨病与辨证相结合　辨证论治是中医学的理论核心和主体思想。辨证是辨病的基础，而辨病又是对辨证的诠释和补充。中医对肿瘤疾病的诊治，也充分体现了辨病与辨证相结合的实事求是、审证求因的诊疗思想，即为了寻求准确的疾病诊断和最佳治疗方案，常常要将临床四诊所得资料进行详细分析和综合评判，辨别病变本质，从而判断出证候和名称，因此，全面分析，病证结合，把握主次是中医诊断的特点。在临床中，应该弄清癌肿发生的具体部位，病理细胞类型，有无转移、浸润等。在辨病的基础上，进一步结合中医辨证，才能更好地辨证施治，取得更佳的疗效。同一种病由于体质不一，病理不同，可表现为不同证型。如肺鳞状细胞癌患者既可出现气阴两虚型，又可以出现痰湿阻肺型。另外，即使同一个患者，随着疾病的发展及治疗情况，其中医辨证类型亦随之变化。所以，将辨病与辨证结合起来，不但可以纵观全局，诊断清楚哪种癌症，病理性质如何，了解机体阴阳、气血、脏腑功能变化，判断预后，而且在治疗中可在辨证用药的基础上，针对不同类型的肿瘤细胞加入对某种肿瘤有抑制作用的药物，收到更佳的效果，充分体现了"同病异治、异病同治"的颇具中医特色的治疗思想。

3. 分清标本缓急　标本是一个相对的概念，主要用以说明病变过程中矛盾双方的主次关系。一般从人体的抗癌能力与致癌因素来说，人体的抗癌能力是本，致癌因素是标。中医学认为"正气存内，邪不可干""邪之所凑，其气必虚"，致癌因素只有在人体正气虚即人体的抗癌能力低下的时候，才能使机体发病。也就是说，癌症产生的根本原因在于正虚。因此治疗肿瘤，扶正即为治本；从致癌因素与症状来说，致癌因素是本，症状是标。因为症状是致癌因素作用于人体脏腑组织器官，从而破坏了人体阴阳平衡所表现于外的征象。治疗时应针对致癌因素，致癌因素消除，症状自然会消失。从癌症发展的先后来说，原发是本，继发是标。要抓住原发癌的病理类型及特性给予针对性治疗。总之在肿瘤的治疗中，消除内外致癌因素、扶正、控制和消除肿瘤病变等均属治本，针对恶性肿瘤的各种并发症和一些急迫症进行治疗均属治标。治标只是在紧急情况下的权宜之计，而治本是治病的根本之图。

4. 把握扶正与祛邪　在中医看来，肿瘤的形成和发展，无非是正、邪两方面关系的变化。而正邪交争反映在整个肿瘤形成、发展过程中。因此正确地运用扶正与祛邪的原则，掌握其辨证关系是治疗肿瘤取得成效的关键。根据恶性肿瘤患者的临床发展过程结合患者全身情况和局部肿瘤的变化，可将其邪、正双方的状况分为三期。

（1）初期：起居饮食大致如常，无明显自觉症状，肿块显或不显，舌脉亦大致正常，此时形体尚实，邪气初起，治疗以攻毒祛邪为主，慎勿伤正。

（2）中期：肿瘤已发展到一定程度，肿块增大，耗精伤气，饮食日少，或身倦乏力，形体日渐消瘦，已显正虚邪盛之象。此时，疾病进入邪正相持阶段，是肿瘤转归的重要时期，须攻补兼施。

（3）晚期：肿瘤已发展到后期，远处转移或多处转移，积块坚满如石，面黄肌瘦，或惨黑无华，形销骨立，显出恶病质，此时正气大衰。进入晚期的肿瘤患者，身心均处于极度衰惫状态，如一味攻邪，反而伤正，故必须以扶正抑癌为原则，尽可能减轻症状，改善患者的生存质量。

肿瘤的病机是复杂多变的，临床中必须以中医学理论为指导，辨别阴阳气血之盛衰、脏腑经络之虚实，根据临床病机变化及肿瘤发展的不同阶段合理选用祛邪攻癌与扶正补虚。总之，在具体运用扶正祛邪中应以"扶正不助邪，祛邪不伤正"为原则。

（三）辨证方法

中医学在长期实践中形成了许多辨证方法，针对肿瘤自身的特点，临床辨证通常以八纲辨证、脏腑辨证、气血津液辨证为主。

1. 八纲辨证　八纲即阴阳、表里、寒热、虚实，是辨证论治的理论基础，是各类辨证的总纲。只有掌握好八纲辨证，了解各类证候的特点及相互关系，才能正确而全面地认识疾病，诊断疾病。肿瘤的发生，病因复杂，证候多变。因此，应用八纲辨证具有执简驭繁、提纲挈领的作用。

（1）阴阳：是八纲的总纲。在诊断上，可根据临床证候所反映的病理性质，将一切疾病分为阴阳两个方面。阴证临床常表现面色暗淡，精神萎靡，身重嗜卧，形寒肢冷，倦怠乏力，语声低怯，纳差，口淡不渴，大便溏，小便清长，舌淡胖嫩，脉沉细无力。如肿瘤初期漫肿，经久不消，神疲消瘦，多为阴毒之证。但肿瘤临床表现复杂，变化多端，若肿瘤发病过程中合并感染或肿瘤迅速恶化，亦可出现标证为阳证之征象。其具体的临床表现常因肿瘤部位及各脏腑功能特性不同而有所差异。

（2）表里：是辨别病势深浅和疾病病位内外的两个纲领。肿瘤作为一类病，病因复杂，发病缓慢，故一般均属里证。因肿瘤的特点在于全身为虚，局部为实，因虚转实，由实转虚。因此，其本属里虚证。若其发展过程中机体抵抗力不足而又受外邪侵袭，出现发热、恶寒时则有表证存在。癌性发热，多发有定时，无恶寒，故常归为"里热证"范畴。

（3）寒热：是辨别疾病性质的两个纲领。寒证与热证反映了机体阴阳的偏盛与偏衰，阴盛或阳虚的表现为寒证，阳盛或阴虚的表现为热证。从临床来看，肿瘤患者之寒证常表现为里寒、虚寒或实寒；热证通常表现为里热、虚热或实热。对于肿瘤患者，特别是晚期肿瘤患者，临床病情复杂，往往寒热夹杂，虚实相兼，需要详细辨别。从临床来看，肿瘤本质属阴，其基本病机在于阴寒之毒凝滞，通常表现为寒证，故应以温通、补肾阳、消瘤为主。当然，在临床变化中，由于邪毒久郁，亦可以出现热证之象，可选用清热解毒之法，但需注意不宜过用寒凉之品。

（4）虚实：是辨清邪正盛衰的两个纲领。虚指正气不足，实指邪气盛实。只有辨证准确才能攻补适宜，免犯实实虚虚之错。在肿瘤的辨证论治中，辨明虚实情况是治疗成败的关键。肿瘤为全身属虚，局部属实，由实致虚的疾病，其病理特点就是正虚邪实，所以其治疗应始终抓住扶正环节，做到祛邪勿忘扶正。当然，临证中，初期往往虚象不明显，而主要表现为标实之象，中期则虚象明显，而表现为虚实夹杂。因此，临床辨证一定要区别虚、实轻重，以及有无虚实真假，然后采取攻邪为主，佐以扶正或扶正为主，或攻邪扶正并重的治疗措施。

2. 脏腑辨证　是根据脏腑的生理功能、病理表现，对疾病证候进行分析归纳，借以推究病机，判断病变的部位、性质、邪正盛衰的一种辨证方法，是临床各科的诊断基础，是辨证最重要的组成部分。

肿瘤的发生与脏腑功能失调有密切关系。《难经·五十五难》曰："故积者，五脏所生；聚者，六腑所成也。"反过来，肿瘤又可以进一步损伤正气，导致脏腑功能的失调。由于肿瘤发生与脏腑功能有着密切的关系，所以在临床辨治中，脏腑辨证对肿瘤的临床诊断及用药更具有重要的指导意义。首先通过脏腑辨证，依据各脏腑"所主""开窍""相合"的不同，辨清肿瘤所属脏腑。如呼吸道肿瘤多属肺、消化道肿瘤多属脾胃等。人体有十二正经，起着沟通人体表里上下、联系脏腑器官的作用，不同的经络有不同的循行路线，因此不同的脏腑功能失调亦可在不同的部位表现出症状。如颈部两侧肿物多属肝胆经病变、乳房肿物多属肝肾两经病变等。其次通过脏腑辨证可辨明脏腑的虚实寒热、在气在血、在阴在阳的不同，从而辨识疾病的来源。一般而言，肿瘤的发生与肝、脾、肾三脏关系最为密切。肿瘤临床常见肝肾阴虚、肝郁脾虚、肺肾两虚、脾肾阳虚、脾肺气虚、心脾两虚等证型。再通过脏腑辨证明确脏腑与肿瘤的关系，然后有的放矢地用药，才能发挥更大的治疗效应。

3. 气血津液辨证　是运用脏腑学说中有关气血津液的理论，分析气血津液的病变，辨认其所反映的不同证候。气血津液的病变是肿瘤发生的病理基础。因此，气血津液辨证在肿瘤辨治中亦具有一定的指导意义。

气病的临床证候常见气虚、气滞、气逆、气陷四类。肿瘤初起以气滞为肿瘤之起始诱因，中后期常见气虚证，尤以脾气虚多见。同时，由于肿瘤压迫或阻隔等又可影响相关脏腑及其部位的气机通畅，从而加速气滞证，甚至可以影响气机升降，而出现气逆之证。

血病临床证候有血虚、血瘀、血热、血寒四种。血瘀是肿瘤之常见证候，可以出现于肿瘤之早、中、晚各期，乃肿瘤的重要发病原因。正如《医林改错》曰："肚腹结块，必有形之血。"血虚之证一般常见于中、晚期肿瘤患者或放化疗后的患者。气血同病临床上常见气滞血瘀、气虚血瘀、气血两虚、气不摄血、气随血脱等证型。结合临床看，肿瘤初期多偏气滞血瘀，随着病情的进展，可出现气虚血瘀、气血两虚等证候，晚期亦出现气不摄血、气随血脱之危重证候。

津液病变主要表现为津液不足和水液停聚两大类。津液不足属内燥证，乃津液亏少，全身或某些脏腑组织器官失其濡养而表现的证候，以肌肤、口唇、咽部干燥及尿少、便干为辨证要点，为肿瘤放疗术后，水液不循常道，代谢失调，停滞于体内所致。一般见于晚期肿瘤患者或肿瘤胸腔积液、腹水并发症者。

因气血津液都是脏腑功能活动的物质基础，而它们的生成和运行又有赖于脏腑的功能活动，所以，在病理上脏腑发生病变，可以影响到气血津液的变化，而气血津液的病变，亦可以影响到脏腑功能。气血津液的病变与脏腑密切相关，在临证中，应注意与脏腑辨证相参，这在肿瘤辨治中尤为重要。

三、肿瘤的中医药治疗

（一）治法概述

治法是治疗疾病的具体方法，中医学中关于肿瘤的治疗方法很多，但从作用上看不外扶正与祛邪两大类。

1. **扶正培本法**　是指用扶助正气、培补本源的中医药调节阴阳平衡，调整气血、脏腑、经络功能以增强机体抗癌能力的方法。中医理论认为正气充沛，脏腑气血功能健旺，能抵御外邪侵袭，防止疾病发生。若正气虚弱，不能抵御邪气，则易发病。肿瘤的发生与正气虚同样有着密切的关系。一方面，人体内部环境稳定性及机体内外相对平衡遭到破坏，则导致肿瘤的形成，并使肿瘤得以浸润、扩散和转移。另一方面，癌毒耗伤气血，更伤正气，日久必致正气衰败。而肿瘤在体内能否控制、恶化、扩散及转移，也都决定于邪正力量的对比。扶正培本法本着"虚则补之""损者益之"的原则而设立。临床和实验研究已证实，补虚扶正能预防肿瘤的发生和发展。扶正培本治疗肿瘤的治法较多，常用的有以下六法。

（1）补气养血法：适用于气血两虚证。如中、晚期癌症由于久病消耗、气血两虚而出现头晕目眩、少气懒言、乏力自汗、面色淡白或萎黄、心悸失眠、唇舌指甲色淡、毛发枯落、舌淡嫩、脉细弱，或肿瘤手术、放疗、化疗后耗伤气血致气血亏虚见上症者，均可运用本法。

（2）滋阴养血法：适用于血虚、肾阴不足之证。如中晚期癌症，因发热、感染、毒血症、肿瘤溃烂、渗液致阴液亏损者；或合并咯血、便血等出血症状者；或放化疗后出现潮热、口咽干燥、五心烦热、头昏耳鸣、舌红无苔、大便干结及贫血等阴血不足之证者。

（3）养阴生津法：适用于阴虚内热之证。如晚期癌症，体质消耗，癌毒热盛，或放疗后灼耗阴液，表现为形体消瘦，午后低热，手足心热，口渴咽干，大便结，尿赤，夜寐不安，或有咳痰带血，舌红苔薄，脉细弦数等症者。

（4）温肾壮阳法：适用于肾阳虚证。如中、晚期癌症，或放化疗后，或老年患者如乳腺癌行卵巢切除术后，出现形寒肢冷，神疲乏力，腰酸冷痛，尿频而清，大便溏薄，舌淡胖、苔薄白，脉沉细等症者。

（5）健脾和胃法：适用于脾胃气虚证。如中、晚期癌症，或化疗后脾胃功能损害，表现为食欲减退，饭后腹胀，恶心呕吐，神疲困倦，气短懒言，大便溏薄，舌淡胖，边有齿痕，苔薄白，脉细弱等症者。术前培补机体，术后减轻胃肠道并发症，亦可用此法治之。

（6）健脾益肾法：适用于脾肾两虚之症。如晚期癌症，因久病消耗，或手术、放化疗后脾肾损伤，气血不足，髓海失充而见形瘦乏力，眩晕耳鸣，面色萎黄或㿠白无华，精神不振，少气懒言，纳减腹胀，四肢不温，或肢体浮肿，大便溏薄，舌质淡，苔腻，脉沉或沉细等症者。

扶正培本治则在肿瘤的防治中是极为重要的，这是因为正气的存亡往往决定着肿瘤患者的"生机"，上述各法是人们在长期的临床实践中总结出来的行之有效的治疗法则。在临床上还可以根据病情变化，多方化裁、组合，如可采用肺脾、肝肾、气阴并补等法。

2. 祛邪抗癌法　肿瘤是全身疾病的局部表现，中医学认为肿瘤的发生除正虚为其根本原因外，尚与气滞、血瘀、痰凝、热毒等因素有关。因此，在治疗肿瘤时，单用扶正培本法调整人体正气之虚是不够的，同时还要结合具体情况，根据辨证的结果而采取"实则泻之""留者攻之""结者散之""坚者消之"等祛邪抗癌法，以达"邪祛正复"目的。常用的祛邪抗癌法有如下六种。

(1) 疏肝理气法：适用于肿瘤患者肝郁气滞之证。如肝气郁结症见情志抑郁，悲观消沉，胸闷善太息，胸胁胀满或疼痛，纳食减少，脘腹胀满，烦躁失眠，月经不调，腰骶胀痛等；胃癌、食管癌所表现的胸脘痞满、嗳气、泛恶、呕吐；肠癌出现的下腹部胀痛，大便里急后重；乳腺癌出现的乳房胀痛；颈项瘿瘤等症。

(2) 活血化瘀法：凡肿瘤患者见血瘀证均可用之。临床症见体内或体表肿块，触之坚硬或凹凸不平，固定不移，日渐增大，痛有定处，疼痛的性质有刺痛、烧灼痛、刀割样疼痛、跳痛、绞痛、撕裂痛等；出血，其特征为反复出血，屡止屡起，血色紫黑或夹有血块；发热，多呈低热而缠绵不退，兼见面色萎黄或暗黑，肌肤甲错，还可因瘀血阻滞部位不同而表现出噎膈、黄疸、臌胀、癃闭、癥瘕等证。舌质暗紫，或有瘀点、瘀斑，或有舌下静脉曲张、青紫，脉涩滞。西医的客观指标包括血液流变学提示血液高黏、高凝状态；舌及甲皱微循环改变；结缔组织纤维化改变等。

(3) 化痰祛湿法：凡有痰湿凝聚征象者皆可用之。临床上由于痰湿停留部位不同而有不同的表现。如消化道肿瘤的胸满痞闷，腹部痞满，食纳不佳，呕恶痰涎，腹水，足肿，皮肤黄疸，大便溏薄；肺癌及其他癌症引起的胸腔积液、心包积液而出现的胸胁支满，咳嗽咳痰，喘促不得平卧，心悸气短，舌苔厚腻，脉濡或滑；许多无名肿块，不痛不痒，经久不消，逐渐增大增多的痰核等证。

(4) 软坚散结法：凡肿瘤患者见肿瘤坚硬、不痒不痛、皮色不变及无名肿毒均可用之。临床常用于治疗瘿瘤、瘰疬、乳岩、癥瘕、积聚等证。

(5) 清热解毒法：适用于肿瘤患者的热毒蕴结证、热毒炽盛证。临床常见身热头痛，目赤面红，口干咽燥，五心烦热，尿黄便秘，肿瘤局部灼热疼痛，舌质红，苔薄黄，脉数或细数。

(6) 以毒攻毒法：以祛邪攻癌为目的，适用于癌症证属"积坚气实"者。临床上常用于皮肤痛，宫颈癌，头面、四肢、乳腺及阴茎肿瘤，也常用于食管癌、胃癌、肝癌、直肠癌等消化道肿瘤。

(二) 临床常用治疗方法

1. 中医内治法

(1) 辨证论治：是中医治疗学的特色，是中医内治法的核心内容。

参考文献，结合临床，针对肿瘤的特色，将临床上常见的辨证类型归纳如下。

1）肝郁气滞证：胸闷不舒，脘腹胀满，嗳气呃逆，或伴呕吐、食欲不振，或吞咽梗阻不畅，或两乳作胀，常感心情忧郁善怒，舌苔薄白或薄腻，舌质淡红，脉沉细。治宜疏肝解郁，降逆。方以逍遥散加减。常用理气药有柴胡、郁金、香附、当归、青皮、陈皮、橘叶、八月札、川楝子等；降逆药有半夏、沉香、降香、刀豆子等。临床上乳腺癌初期、早期肝癌、贲门癌、甲状腺癌常见此证。

2）气滞血瘀证：胸胁胀闷，性情急躁，胁下痞块，刺痛拒按，痛处固定，入夜尤剧，可扪及肿物包块，爪甲黑紫，舌质暗或见瘀点，脉涩。治宜理气活血，化瘀消痞。方以血府逐瘀汤加减。常用药物有丹参、赤芍、川芎、红花、桃仁、水红花子、五灵脂、刘寄奴、凌霄花、莪术、王不留行、三棱、乳香、没药、苏木、鬼箭羽、铁树叶等。本型多见于原发性肝癌、晚期肺癌、中晚期食管癌。

3）痰凝湿聚证：痰阻在肺，可见咳嗽咳痰；痰阻在心，心血不畅，可见胸闷心悸；痰迷心窍，可见神昏、痰鸣；痰火扰心，则发癫狂；痰停于胃，胃失和降，可见恶心呕吐、胃脘痞满；痰在经络，可见瘰疬痰核、肿物包块、肢体麻木或半身不遂；痰浊上犯于头，可见眩晕、昏冒；痰气凝结咽喉，咽中梗阻，吞之不下，吐之不出或口吐泡沫黏液痰涎；湿邪内聚，可见头重如裹、关节肿痛、四肢困倦。水饮停聚于内，可出现浮肿、胸腔积液及腹水、胸脘痞闷、口淡而黏、食欲不振、口虽渴却不思饮水。治宜化痰除湿，软坚散结。常用药物有紫苏子、莱菔子、芥子、半夏、天南星、瓜蒌、厚朴、旋覆花、葶苈子、苍术、猪苓、茯苓、僵蚕、藿香、佩兰、生薏苡仁、木通、滑石、防己、车前子、芫花、商陆、牵牛子、千金子等。本型多见于食管癌、肺癌伴胸腔积液及腹水者。

4）热毒内炽证：发热，面红耳赤，口渴喜饮，咽干舌燥，心烦失眠，痰少而稠或痰中带血，大便干，小便赤，吐血衄血，舌红，脉数。治宜清热解毒。常用药物有金银花、连翘、蒲公英、野菊花、大青叶、板蓝根、山豆根、半枝莲、白花蛇舌草、龙葵、白英、黄连、黄柏、黄芩等。本型多见于肿瘤晚期伴发感染者。

5）气血两亏证：头晕目眩，少气懒言，面色淡白或萎黄，心悸失眠，舌淡而嫩，脉细弱。治宜补气益血，滋补肝肾。常用药物有当归、熟地黄、山药、白芍、何首乌、阿胶、山茱萸、女贞子、枸杞子、杜仲、续断、桑寄生、肉苁蓉、菟丝子、墨旱莲、淫羊藿、仙茅等。本型多见于肿瘤病程长，正气耗伤或手术、放疗、化疗而致正气亏损者。

（2）单方、验方疗法：在中医古籍中及民间广泛流传着许多治疗肿瘤的单方、验方。这些单方、验方可以说是人们长期与疾病做斗争的经验，多数具有可靠的疗效。从目前临床与实验研究看，有些方确有较好的抗肿瘤效果。

（3）中成药：以其剂量便于控制，药效稳定，服用方便而被癌症患者所常用。目前临床使用的抗癌中成药中既有传统中成药，又有国内许多单位根据临床经验研制的多种剂型的中成药。

1）传统中成药

a.六味地黄丸：临床用于治疗食管上皮增生症、小细胞肺癌等。

b.六神丸：临床中常用于治疗白血病、上消化道晚期肿瘤、鼻咽癌等。

c.犀黄丸：临床主要用于治疗肺癌、肝癌、胃癌、肠癌、乳腺癌、食管癌等。

d.大黄䗪虫丸：临床主要用于治疗慢性粒细胞白血病、原发性肺癌、肝癌等。

e.小金丹：临床常用于治疗甲状腺癌、恶性淋巴瘤、乳腺癌、皮肤转移癌。

f.梅花点舌丹：临床主要用于治疗口腔癌、舌癌、喉癌、食管癌、皮肤癌等。

g.蟾酥丸：临床常用于治疗皮肤癌、乳腺癌、骨癌等。

h.阳和丸：临床主要用于治疗骨瘤、乳腺癌、恶性淋巴瘤等。

i.玉枢丹：临床常用于治疗食管癌、胃癌、恶性淋巴瘤等。

2）现代中成药

a.康莱特注射液：系从传统中药薏苡仁中提取的天然有效活性物质。临床常用于肺癌、肝癌的辅助治疗及晚期恶性肿瘤的姑息治疗。

b.榄香烯乳注射液：系从传统中药莪术中提取的有效抗癌成分。临床上常用于肺癌、脑瘤、消化系统肿瘤、恶性胸腔积液与腹水及晚期肿瘤的姑息治疗。

c. 华蟾素：能抑制肿瘤细胞生长，减轻放化疗的不良反应。临床常用于中、晚期恶性肿瘤的治疗。

d. 艾迪注射液：是新型双相抗癌注射液，适用于原发性肝癌、肺癌、肠癌、鼻咽癌、泌尿系肿瘤、恶性淋巴瘤、妇科恶性肿瘤等多种肿瘤的治疗，以及各类肿瘤术后的巩固治疗，也可与化疗药物配合使用，减少化疗药物用量，增强疗效，减少不良反应。

e. 亚砷酸注射液（即三氧化二砷注射液）：三氧化二砷（As_2O_3）系中药砒霜的主要成分，临床试用对急性早幼粒细胞白血病（AML-M8 型，简称 APL）疗效显著。现三氧化二砷注射液已作为国家二类新药于 1999 年正式上市。目前国内外除用于治疗 APL 外，亦在扩大应用范围，试用于其他血液系统肿瘤、实体瘤的治疗，已取得了一定的成果，展示了良好的前景。

f. 金龙胶囊：主要由鲜活守宫、鲜活金钱白花蛇等组成，对肝、胃、肠、骨、乳腺等多器官的肿瘤，以及自身免疫性疾病等多种疑难重症疗效显著。

g. 参一胶囊：可抑制肿瘤转移，增强化疗疗效，缓解患者症状，提高生活质量，对肺癌、肝癌、胃肠癌、乳腺癌、卵巢癌、淋巴瘤及白血病有效。

除上述药物外，临床中常用的现代中成药还包括慈丹胶囊、利佳片、增生平等，尚包括施普瑞、百令胶囊、八珍冲剂、生血宝等一系列肿瘤放化疗辅助用药。临床应用时，无论是传统抗癌中成药还是现代抗癌中成药，都应遵循中医辨证原则，考虑肿瘤患者的不同病情，合理选用药物。患者必须在医生的指导下，正确使用抗癌中成药，以期收到良好的治疗效果，避免一些不良反应的发生。

2. 中医外治疗法　外治法与内治法一样，同样是在中医理论指导下辨证用药。《理瀹骈文》曰："外治之理，即内治之理，外治之药，即内治之药，所异者法也。"外治法在临床应用中有其独到之处，可以补充内治之不足。现代研究表明，中药外用为体表直接给药，经皮肤或黏膜表面吸收后，药力直达病所，迅速有效，且避免了口服药经消化道吸收所遇到的多环节灭活作用及一些内服药带来的某些不良反应，特别是晚期肿瘤患者，正气衰弱，不耐攻伐，单靠内服药疗效不佳，中药外治更具优势。当然外治疗法也有一定的适应证和禁忌证，应随病症变化灵活应用。特别是在肿瘤治疗中应内外合用，则能相得益彰，提高疗效。肿瘤临床外治方法很多，常用的外治法简述如下。

（1）膏药贴敷法：将膏药贴在局部肿瘤体表，利用药物作用，以达消肿止痛、活血生肌、去腐目的。临床应用膏药时，亦应辨证施治，皮肤过敏、局部渗出较多或有溃疡者慎用或禁用。

（2）腐蚀法：主要用于体表肿瘤，也适用于肠、肛门、子宫颈等处的癌变。腐蚀法主要使用中药腐蚀剂，如红砒、轻粉、汞、硇砂等祛腐生新之品。临床中，如用皮癌净（红砒、指甲、头发等）治疗皮肤癌、用三品丁治疗宫颈癌等，均获较好的临床疗效。

（3）结扎枯瘤法：宋代窦汉卿提出"用芫花根洗净，带湿不犯铁器，捣取汁用生丝线，浸汁一宿以线系瘤上，一夜即落，不过二次，将龙骨、细茶、诃子末三味，敷疮口。如无根，以芫花煎浓汁亦妙"。一般此法适用于良性带蒂肿瘤。

（4）围敷法：常将新鲜植物药捣烂，或用干药研磨成细末，加水或醋、蜂蜜、猪胆汁、麻油、猪油、姜汁、凡士林等调和，直接围敷于肿瘤局部，间隔一定时间换药。其作用有二：一是初起围敷以达到消肿目的；二是若化脓，则围敷以束其根盘，截其余毒，不令壅滞。《医学入门》亦认为："敷围内外夹攻，药气相通为妙。"

（5）含漱法：将药物煎汤过滤后，常含口内，具有清热解毒、消肿止痛作用。常用药物多为清热解毒之品，如山豆根、甘草、白花蛇舌草、玄参、硼砂、黄芩、天葵子等。用于口腔、牙龈、咽喉部的肿瘤、溃疡、白斑。

（6）灌肠法：将药物制成各种药液，用灌肠器从肛门插入，做保留灌肠或直肠滴入，具有消肿止痛、解毒杀虫、抑癌缩瘤、敛疮生肌等作用。直肠癌常用此法。

（7）塞法：将药物捣烂或研成细粉，用纱布包扎，或制成各种栓剂，塞于耳、鼻、阴道、肛门内，以达到消肿止痛、解毒杀虫、润肠通便、腐蚀肿块等作用。常用于子宫颈癌、阴道癌、直肠癌、肛管癌等。

（8）吹吸法：把药物研成细末，吹入咽喉、口腔或鼻腔内，也可吸入某些特种药物烟雾，以达到消肿止痛、通窍开噤等作用。适用于口腔、鼻咽、肺部等癌肿。

（9）手握法：将药物握于两手中，临床观察有效，具体作用机制不清，可能是通过人体内环境的自调功能，从而达到治病的目的。

3. 针灸疗法　是中医学特有的非药物治疗方法。在我国使用针灸治疗肿瘤及类似疾病的历史久远，《针灸甲乙经》中记载用针灸治疗某些与肿瘤或癌类似的病症，如"饮食不下，隔塞不通，邪在胃脘，在上脘则抑而下之，在下脘则散而去之"。这些描述与食管癌十分相似。《医宗金鉴·外科心法》载乳岩的针灸治疗："肿核初起，即加医治，宜用豆粒大艾壮，当需灸七壮，次日起泡挑破，用三棱针刺入二、六分"，说明针灸对肿瘤确有疗效。

近年来临床与实验研究证实，针灸可提高机体免疫功能，增强抗病能力，调整脏腑功能，恢复机体的阴阳平衡。针灸具有良好的镇痛作用，其可提高机体的痛阈值，降低对疼痛的敏感性。

针灸作为治疗肿瘤的一种方法，已被广泛应用于临床。其无论在提高机体免疫能力、抑癌消瘤方面，还是在改善临床症状、减轻放化疗反应方面，均有较好的效果，同时无明显不良反应。在临床应用中，亦应注意"辨证"原则，依据不同的疾病性质、患者体质的差异等情况，选择穴位，确定手法，以达到补泻之功。另需注意，由于肿瘤的特殊性，一般以循经取穴为主，不可直刺瘤体，以免扩散或转移。依据传统中医理论，结合不同的癌肿，现将常见肿瘤的常用腧穴列举如下。

（1）食管癌：天鼎、天突、膻中、上脘、内关、足三里、膈俞、合谷。病灶在颈段者加扶突、气舍、大杼、风门等；中段者配气户、俞府、承满、肺俞、心俞等；下段者配期门、不容、承满、梁门等。

（2）肺癌：风门、心俞、肺俞、天宗、膻中、尺泽、中府等。

（3）鼻咽癌：风池、下关、听宫、上星、百会、合谷等。

（4）肝癌：章门、期门、肝俞、内关、公孙等。

（5）乳腺癌：乳根、肩井、膻中、三阴交、心俞、脾俞、肺俞、膈俞等。

（6）宫颈癌：肾俞、关元、中极、三阴交等。

（7）淋巴瘤：天井、间使、关元等。

肿瘤灸法有化脓灸和非化脓灸两种。化脓灸又称直接灸，是用艾绒或其他药直接在穴位上点燃烧灼，给皮肤及皮下邻近组织造成一个人为的烧灼溃疡。研究表明，这种局部无菌性溃疡可以激发调动机体的免疫力。

肿瘤病情复杂、变化多端，临床上单一方法很难收到良效，因此需要多种方法结合，做到辨证与辨病相结合、扶正培本与抗癌祛邪相结合、局部治疗与整体治疗相结合、综合治疗与摄生调护相结合、内治与外治相结合、中西医治疗相结合，使各自发挥其治疗的优势，相互协调，共同增效。

四、肿瘤的中西医结合治疗

肿瘤的治疗是一门综合医学学科，不是靠单一的治疗手段和措施就能治愈肿瘤本身，虽然西医和中医在各自的领域中都能发挥对各个时期肿瘤的治疗效果，如西医的手术、放疗、化疗能最大限度地减少早中期肿瘤负荷，杀灭癌细胞；中医能够改善晚期症状，改善生存质量，但是两者也都有一定的局限性。例如，西医注重的是局部治疗，不良反应大；中医着重于整体治疗，抑瘤杀癌显效缓慢，所以中西医结合治疗的关键是在充分评估两者抗癌方法优缺点的基础上，有计划地综合应用中西医结合治疗手段，发挥各自的优点，在一定程度上避免或减少其不良反应，减少复发和转移，使各自的治疗能顺利进行，并且抗癌作用和机体的免疫功能明显增强，可促进康复，更使患者获得必要的生存质量、远期疗效及更长的生存期。因此，在实际的临床工作中，积极运用中医药与手术、化疗、放疗及其他治疗方法相结合，是十分有益，也是十分必要的。

（一）中医药与手术治疗的结合

手术仍然是目前肿瘤的主要治疗方法，其能迅速降低肿瘤的负荷，适用于早期和部分中期患者，有的可以根治。由于肿瘤的部位和性质不同，手术的适应范围也不同，会给患者带来一定的损伤和并发症，且无法避免术后的复发和转移，影响了预后及疗效，因此不少肿瘤，单纯的手术治疗远期疗效未明显提高，然而综合治疗常能显示其优势。

1.手术前的中医药治疗　多为扶正治疗，其能给患者以中药调理，纠正机体的阴阳失衡，可以减少手术的并发症和后遗症，有时可扩大手术的适应证，最主要的是为肿瘤切除做准备，尤其是改善患者某些脏器的功能，改善患者的身体素质，以利于手术的顺利进行。

2. **手术后的中医药治疗**　手术后短期内应用中药，根据不同的证候进行辨证论治，目的是加速术后的康复，尽早为以后的治疗如放疗、化疗创造条件，更主要的是改善或减轻术后的某些不良反应。中医学认为手术容易耗气伤血，术后常表现为气血两虚，脾胃失调，出现低热、乏力、虚汗、胃纳减退、腹部胀气、大便不畅等症状，通过健脾理气、益气养阴等中医药治疗常有满意的效果。

手术后长期应用中药，根据病情可长期服用或间断使用，目的除改善体质外，还试图避免或减少复发、转移，提高远期疗效。对于早期患者，经过根治术后，以扶正和祛邪相结合，单纯服用中药可以达到上述目的；对于非早期患者，无论其是否同时接受其他方法治疗，均宜长期中药治疗。辨证论治多以补血滋阴、益气温阳等扶正为主，清热解毒、活血化瘀、软坚散结、理气化痰等祛邪为辅。

（二）中医药与放疗的结合

放疗是一些肿瘤最常用的疗法之一，能起到对癌肿的局部控制与杀灭，但也能引起一系列的不良反应和后遗症，中药的应用是减少不良反应、增加疗效的较佳方法。

中医学认为，放射损伤主要是造成人体热毒过盛，以致阴液亏损，气血不和，脾胃失调，以及肝肾阴津枯涸。治疗原则多为清热解毒、养阴生津、益气和血、健脾开胃、滋阴补肾等。

在放疗过程中应用中药的目的是减轻放疗的不良反应，增加患者的耐受性。头颈部的放疗常有口干、咽痛、鼻燥等放射性口腔炎、鼻腔炎发生；胸部放疗会有咳嗽、胸痛、吞咽困难等放射性肺炎、食管炎发生；腹部放疗可有腹胀、腹痛、腹泻、尿急等放射性肠胃炎、膀胱炎等发生；其他还有放射性皮炎、肝炎、肾炎、脑与脊髓炎、骨髓抑制、脱发、月经紊乱、局部组织坏死等不良反应。中药除口服外，还能外用局部涂敷、灌注及穴位针刺等，效果良好，当然症状严重者仍需要配合一定的西医急救。

放疗后的长期中药应用，其目的亦以提高远期疗效、减少复发与转移为主。中医药具有扶正祛邪双重作用，既能杀伤肿瘤细胞，又能增强免疫，可使患者带瘤生存，使肿瘤不增殖或增殖速度减慢，是放疗后的一种接力性治疗和巩固治疗，一般能长期生存的患者，都是坚持服用中药多年者。

（三）中医药与化疗的结合

化疗是目前恶性肿瘤治疗最常用的方法之一，其能作为全身和局部治疗，杀灭手术、放疗外的一些肿瘤残余细胞，既可单独使用，也能综合治疗，只是化疗缺乏选择性，在杀癌的同时也给机体带来损伤。中药可减轻其不良反应，保护和防止机体正常组织细胞和脏器的损伤，并能增加疗效，是提高肿瘤治愈率的重要措施。中医学认为化疗对机体的损伤主要是气血亏损、脾胃失和、肝肾亏虚、热毒壅盛等，主要治疗原则有益气养血、健脾和胃、滋补肝肾、清热解毒。

化疗期间最常见的不良反应主要是全身性乏力，消化道的恶心呕吐、纳差，以及血象下降，还可有心、肝、肾功能的影响和免疫功能的影响，其他可见局部损伤、脱发、月经不调，通过中药的内服、外用及针刺等方法，对于减轻症状、增加耐受性均有明显的作用。当然如呕吐严重者宜暂停中药口服，改用其他方法对症处理。

化疗间歇期，中药主要是补益正气，改善患者体质，为下一次的化疗做准备。化疗后的长期中药应用，主要目的也是提高远期疗效，减少转移和复发。

总之，中医药与化疗相结合的综合治疗，把化疗作为祛邪手段，中医药则多予扶正培本。

（四）中医药与免疫治疗的结合

肿瘤的免疫治疗目的是调整机体防御功能，阻止肿瘤生长或扩散。中医的扶正治疗与免疫治疗有许多相似之处，扶正的基本作用是提高或调整人体免疫功能，增强免疫防御系统，以抵抗或消除疾病；祛邪的基本作用是去除致病性抗原和消除异常免疫反应，防止疾病发展。近年来研究表明，中医药有免疫促进作用和免疫抑制作用，不少学者认为免疫治疗与中药综合应用治疗肿瘤的效果较好。

一些实验还提示，中药有增加 LAK 细胞活性、促进肿瘤细胞凋亡的作用，值得进一步探索。

（五）中医药与多种治疗的结合

肿瘤的多种疗法综合应用是近年来国内外的发展趋势，中医药与之结合，能取得较好的远期疗效，并大大减少上述疗法的不良反应，应该强调的是如何把多种方法结合好，结合的"点"是关键所在，结合好了，就能做到最优化治疗。一般认为在手术、放疗、化疗为主时，中药宜以扶正为主，以减轻不良反应，提高身体素质；在上述治疗后，中药通过辨证可扶正，可祛邪，以控制肿瘤增殖，减少复发、转移。

五、肿瘤的预防

（一）肿瘤预防的重要性

恶性肿瘤是当前危害人体健康的常见病，根据世界卫生组织公布，目前全世界肿瘤患者约有 2200 万。每年新发病人数约 1000 万，死亡人数约 700 万，预计到 2020 年癌症发病率将比现在增加 50%，全球每年新增癌症病例将达到 1500 万。在中国，恶性肿瘤已取代心脑血管病居我国城乡居民死亡原因的第一位。

世界卫生组织癌症专业委员会认为，通过卫生教育计划（如促进健康生活方式），通过消除已知的致癌因素（如禁烟），癌症是可以预防的。

目前一些发达的国家采取了禁烟措施，烟草的消费量每年都在下降，而发展中国家每年的烟草消费量都在上升。

中国的烟草消费量居世界第一，中国吸烟人数约有 2.5 亿，间接受害者约有 7 亿。世界卫生组织吸烟与健康专家委员会顾问理查德教授预言，中国 20 岁以下青年人的吸烟率如果以现在的速度增长，到 2025 年将会有 5000 万人因吸烟而死亡，更多的因呼吸系统疾病而残疾。

除吸烟和环境因素外，一些慢性炎性疾病的刺激、长期的不良精神因素均可在不同程度上助发癌症。加强全民健康教育，特别是加强全民的生活质量、科学锻炼，消除一切影响因素，绝大多数的癌症是可以预防的。

（二）肿瘤预防措施

过去人们对癌症的认识有相当局限性，总以为癌症是不治之症。随着科学的发展，经过不懈的探索、研究、实验，认为癌症不仅可以治疗，而且各种癌症都可以预防。

1. 一级预防　是从病因上预防癌症的发生，使人们都知道致癌因素，即危险因素，通过预防来防止癌症的发生，而不是通过治疗来减少癌症。具体预防措施如下。

（1）控制吸烟：一般认为80%～90%的肺癌系由烟草引起。专家认为吸烟指数＞400，肺癌的发病率明显升高（吸烟指数＝每日吸烟支数×年数，如每日吸烟20支，有20年吸烟史，那么吸烟指数就是400）。吸烟是致癌的原因，也是最可能避免的危险因素，所以要控制吸烟，特别是不在公共场所吸烟。建议教育部门在大学、中学、小学宣传教育吸烟的危害性，要使全民都知道吸烟有害身体健康。

（2）科学饮食：根据美国资料研究，由饮食引起的癌症约占35%。一般认为过食精制食物（高蛋白、高脂肪食物），饮食摄入纤维素过少，易患大肠癌和乳腺癌；多食霉粮、霉制品、咸菜、烟熏、腌制品及过多食盐可增加胃癌发生的危险性。因此在人群中要广泛宣传教育，指导群众养成良好的饮食习惯。饮食烹调要科学化。要少食高脂饮食，多食新鲜食品，这样可以减少癌症的发生。

（3）减少环境污染：环境污染包括小环境污染和大环境污染。小环境污染是指室内被动吸烟，厨房里油烟和燃烧不完全的物质，都是致癌因素。大环境包括汽车排放的废气、工厂排放的废气等物质，都是致癌因素，还有污染的土壤、水质等都与癌症有直接关系。故改善厨房通风设施，防止被动吸烟，减少汽车、工厂废气的排放，是防癌的重要措施之一。

（4）尽量减少致癌物质的接触：已被确认致癌的职业因素包括石棉、无机砷化合物、二氯甲醚、铬、煤烟、焦油、石油中的多环芳烃，以及烟草中的加热产物等。对于这类职业人员，要特别注意，应采取有效的防护措施，尽量减少与致癌物质的接触，每年重点普查，早期发现，早期治疗。

（5）控制慢性炎症：如乙型病毒性肝炎是原发性肝癌最常见的病因；慢性萎缩性胃炎伴肠上皮化生也是胃癌的常见病因。因此积极防治慢性炎症是降低肿瘤发生的有效措施。所以在人群中要宣传推广乙肝疫苗预防接种，努力治疗各种慢性炎症。

2. 二级预防　是早期发现肿瘤，即在最早期甚至在癌前期应用特殊的检查方法发现肿瘤，以控制其发展，提高治愈率，降低死亡率。

（1）组织普查：可根据年龄、性别、是否属于高危人群确定普查对象，选定有丰富经验的专业医师进行检查。专家认为这样做可以提高治愈率和降低死亡率。

（2）定期体检：如体格检查、胸透、乳房摄影、肛门指诊、乙状结肠镜、大便隐血、各种脱落细胞学检查。

（3）自我检查：在一般人群中宣讲容易掌握的方法，如乳房的自我检查、皮肤等体外的自我检查，如发现异常，应到医院找有经验的专科医师进行检查。

3. 三级预防　即临床治疗。肿瘤一旦确诊，就应找肿瘤专科医师根据患者的具体情况制订合理的治疗方案，切忌乱投医，以免耽误病情。世界卫生组织的癌症专家认为，努力应用现有的治疗方法，至少有 1/3 的癌症患者是可以治愈的。要做到这一点就要早诊断，早治疗。绝大多数晚期肿瘤患者的治疗效果是有限的。在发达国家，由于具备了优越的经济条件、良好的设备和先进的技术，可以治愈 1/3 的早期得到诊断的癌症患者。但在发展中国家，由于经济落后，设备及技术均差，大多数患者来院确诊时已到晚期，故其治疗效果是令人失望的。

一般而言，肿瘤的治疗是综合治疗而不是单一的治疗。因为综合治疗是世界公认的最佳方案，也是最科学的方案，是世界上广大医务人员的经验总结。最佳的方案实施需要一组经过专门训练的专业人员进行有计划、有步骤的配合和合作。在我国目前由于多种原因，大多数癌症患者一般在基层医院进行初步诊断、转诊，进行康复治疗及晚期的临终医护。肿瘤医院是当地肿瘤治疗中心，综合性医院肿瘤科代表当地肿瘤的诊疗水平，应该有较高水平的专家和现代化技术设备，是规范化综合治疗模范，各级医院都应当相互协作，才能取得最佳的综合治疗效果。

中医药是中华民族的瑰宝，对保障人民健康起着举足轻重的作用，目前，在肿瘤的辅助治疗中也不可或缺。

中医药在肿瘤中的应用见图 11-1。

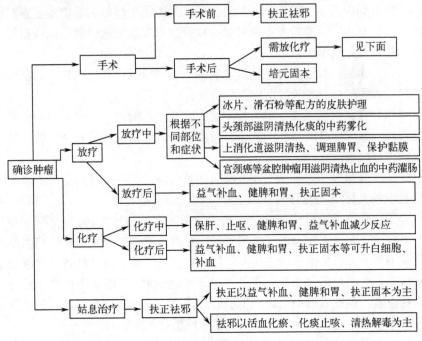

图 11-1　中医药在肿瘤中的应用

（郭华丽　王　玮　翟玉峰　尹杰荣　狄丕文）

第12章

肿瘤重症患者的护理

肿瘤重症患者指病情危重，随时可发生生命危险的恶性肿瘤患者。患者的病情复杂，多数因肿瘤晚期病情进展及放化疗导致的严重并发症致患者病情危重，患者普遍失去了自我护理能力，意识不清的患者占较大比例，随时发生的一切危象或严重并发症、抗风险能力较差，为护理工作增加了很大的难度，采取综合护理干预措施特别重要，通过为患者提供更加全面、更加专业的护理服务，包括安全护理、管路护理、基础护理、专科护理、饮食护理、心理护理、急救护理、疼痛护理、安宁疗护等相关的综合护理措施，让患者病情稳定，提高生活质量，促进疾病的良好转归。

一、安全护理

所有住院患者签署"住院患者安全告知书"。

1. 跌倒/坠床　根据临汾市中心医院风险评估标准，对住院患者每日均需评估跌到/坠床风险因素，总分≥2分和（或）以晕厥、黑矇为主要症状者，经常发生直立性低血压者，肢体活动受限、视觉障碍及年老体弱患者，必须使用警示标示。卫生间及走廊增设安全扶手，合理摆放床位及用物等，带轮的床脚固定好，呼叫器及日常用具置于易取之处，督促和指导患者使用助行器，保持地面清洁、不潮湿，危险环境有警示告知，潜在危险障碍及时清除。做好安全宣教工作，对于长期卧床体质虚弱者、近期有跌倒史；口服中枢类和吗啡类镇痛药物的患者应告知其起床或行走时应有家属或护士陪伴。在护理意识不清、躁动不安、癫痫发作、老年痴呆、精神异常的患者时，必须用床档或约束带保护，加强陪护，并做好交接班。

2. 皮肤护理　住院患者均依据 Braden 评分法进行皮肤压疮风险评估，轻度危险 15～18 分，采取保护性措施，每周动态评估一次；中度危险 13～14 分，采取保护措施，有压疮的患者采取对症处理及相应的护理措施，至少每 3 日动态评估一次；高度危险 10～12 分，极高危险 9 分以下，对评估高度危险，出现皮肤压疮的住院患者，均要及时填写"住院患者压疮高危评估及报告单"，24h 内报告护理部及科护士长，应每日动态评估，落实压疮预防护理措施，如使用气垫床、减压贴膜，有压疮的患者，外科或造口护士协助清理疮面，涂抹促进组织生长药物，如重组人表皮生长因子、中药等，增加翻身频率，建立翻身记录卡，采用 30° 侧卧位，床头抬高 30°，保持皮肤清洁，避免局部刺激，改善机体营养状态。

二、管路护理

各种管路需评估：管路外露长度、是否通畅、穿刺点、置管点、敷料、固定等情况是否妥善，且标识清楚，记录名称、留置日期、长度并签名。根据"住院患者管路滑脱危险因素评估表"对于管路滑脱风险因素评分 ≥ 8 分者，悬挂标识提醒，要及时制订防范措施并落实，加强宣教，根据情况安排家属陪伴，并严格交接班。

根据治疗方案，选择适宜的静疗工具，建立静脉通道。

(1) 中心静脉置管：根据要求进行维护，脉冲式正压封管，避免在穿刺肢体测血压，不能在置有导管的上部使用袖带或止血带，不允许暴力、高压冲管，正确固定导管，加强手部卫生、皮肤的消毒，预防感染，嘱患者放松并配合松拳、握拳运动，穿脱衣服避免牵拉导管脱出；洗澡时，严禁湿水，保持穿刺处清洁干燥无渗液，如有卷边、渗血渗液需立即来院更换贴膜。

(2) 浅表留置针：根据治疗方案，尽量选择最细、最短的导管，穿刺时选择粗直的静脉，尽量避开关节、皮肤不完整处进行穿刺。注意保护使用留置针的肢体，避免肢体下垂姿势，以免由于重力作用造成回血阻塞导管，输液前后应检查穿刺部位及静脉走向、有无红肿，发现异常及时拔管。

（3）尿管：选择适合的尿管型号留置尿管，首次放尿量不得超过1000ml，鼓励患者多饮水，集尿袋不得超过膀胱高度，导尿期间每日行尿道口护理 2 次，每周更换防反流尿袋；定时夹闭 2～3h 后开放，避免逆行感染；保持引流通畅，避免导尿管受压、扭曲、堵塞。

（4）胸腹腔引流管：规范、妥善固定，并留有足够长度，以防身体摆动时脱出，鼓励患者做有效咳嗽咳痰，定时翻身拍背，悬挂高度适宜，保持通畅，引流液不得超过容器的 2/3，观察记录引流液的性质和量，如血量增加应立即通知医生进行处理，防止引流管折叠、受压、扭曲及定时捏挤。

（5）造口：对黏膜缺血、坏死、回缩、皮肤黏膜分离者，每次换造口袋时扩张一次。患者衣服宽松，避免腰带压迫造口；少食辛辣、刺激、易产气的食物与饮料；保持造口处黏膜、皮肤清洁，及时更换造口袋；确保造口袋贴稳妥，不渗漏。

总之，对于意识不清、躁动不安、老年患者和小儿应特别注意导管的保护，必要时实施保护性的约束，注意松紧适宜，经常检查局部皮肤，避免对患者造成损伤。

三、基础护理

1.严密观察病情变化，了解患者危重原因，有重点地观察病情。了解患者主要的症状、体征，主要的阳性检查结果如白细胞、红细胞、血小板的数值，血生化、超声、磁共振等，药物治疗情况及治疗效果，以及皮肤情况等。按时巡视病房，按要求测生命体征，发现异常情况及时通知医生处理，及时评估，根据存在的问题落实护理措施。因此护理人员需严格按照规章制度、流程常规执行，严格遵循操作规程，切实做好各项记录。

2.维持患者身体的清洁、舒适。做好"九洁"，即眼、口、鼻、手、足、会阴、肛门、皮肤、头发清洁。"三短"，即头发、胡须、指（趾）甲短。"三保持"，即保持各种引流管通畅，固定方法、位置正确，标识清楚，引流液及时倾倒；保持患者卧位舒适，并处于功能位，符合治疗护理要求，保持床铺干燥、清洁、整齐。"四无"即无坠床、无皮肤破损、无压疮、无液体外渗。"四及时"即巡视及时、病情观察及时、报告医生及时、处置抢救及时。

3. 改善机体的循环和代谢，及时妥善地处理机体的排泄物，每日的晨间和晚间护理，保持床单位平整、清洁。

4. 改善患者的休息环境和条件，促进其睡眠。

5. 协助执行治疗方案，配合医疗诊治工作，以娴熟的护理技术解除患者疾苦。

6. 负责病区、患者管理，创造清洁、美观、安静、舒适、方便、有序的休养环境。

四、专科护理

1. 化疗后并发症的护理

（1）严格观察患者血系列变化。

1）白细胞低时减少探视，严密检测体温，告知患者减少外出，避免去人多的公共场所，每日通风至少两次，严格无菌操作，注意保暖，注意感冒，注意个人卫生，保持皮肤、口腔清洁，遵医嘱升白细胞治疗等。

2）血小板低下时注意有无出血发生，减少活动，避免磕碰，避免抓挠皮肤，使用软毛牙刷，温凉饮食，饮食宜软，避免硬食、粗糙、带刺的食物。

3）血红蛋白低时，多休息，避免劳累，多食绿色蔬菜、水果、动物肝脏等补血食物，必要时遵医嘱用药治疗。

（2）过敏反应：使用化疗药物之前，评估患者是否是过敏体质，询问患者用药史、过敏史，使用任何可能会引起过敏反应的化疗药物时，都必须要常规准备抗过敏反应的药物（如肾上腺素、地塞米松、氢化可的松、苯海拉明、多巴胺等），以及气管插管等抢救设备。

（3）胃肠道反应：化疗期间给予清淡易消化、高营养、高维生素饮食，少量多餐，为患者准备色香味俱佳的饮食，促进患者食欲。告知患者多饮水，促进药物代谢，减轻肝肾毒性，减轻化疗不良反应。

（4）其他：发生药物外渗要及时进行封闭处理；脱发严重者，佩戴假发，并告知患者治疗结束后，头发可以再生；使用奥沙利铂、长春碱类药物的患者注意保暖，避免冷刺激；做好口腔护理，预防口腔溃疡。

2. 放疗后并发症的护理　皮肤反应与损伤，干性反应，可用冰片、滑石粉涂抹或康复新液涂抹；湿性反应，暂停放疗，局部涂抹重组人表皮生长因子；放射性溃疡，清创抗炎治疗，局部涂抹重组人表皮生长因子、重组人表皮生长因子外用溶液等，药物治疗无效者可植皮，避免抓挠、按摩、外伤。头颈部放疗反应：面颈部水肿，应用抗生素加激素治疗；中耳炎加听力减退，要用抗炎对症治疗；张口困难，应早起进行功能锻炼，如"三口漱口法"；发音变化，3～4周可恢复；放疗1年内不宜拔牙。放射性肺炎：注意观察患者的呼吸情况，一旦出现呼吸困难时要及时施救，注意咳嗽，一旦患者出现不易咳嗽的情况下，遵医嘱给予雾化，并叩背咳嗽排痰，保持室内空气新鲜，环境卫生，多喝热水；重者静脉滴注地塞米松，抗炎对症处理。放射性直肠炎：出现恶心、呕吐、痉挛性腹痛腹泻，偶有出血、梗阻、穿孔、直肠阴道瘘，严密观察大便性质，防止水电解质紊乱，可适当应用激素、中药保留灌肠对症处理，避免进食纤维素多的食物，保持肛门、会阴部清洁，并在肛门、会阴部清洗、热敷减轻症状。放射性膀胱炎：患者出现排尿困难、尿痛、尿频等，嘱患者多饮水，减轻尿路刺激症状，必要时导尿，合并感染时，使用抗生素对症处理。

五、饮食护理

肿瘤的治疗是一个复杂而漫长的过程，在当前对其预防和治疗尚无特效手段的情况下，食疗、药疗及手术等其他疗法均是肿瘤综合治疗中的重要组成部分，缺一不可，不能偏废。对患者进行全面营养评估，根据患者病情确定使用肠内营养或肠外营养。

1. 肠内营养　对于能咀嚼固体食物的肿瘤重症患者，制订合理的膳食计划，对患者急需的蛋白质、维生素等营养，要及时补给。同时，要考虑患者咀嚼力弱等问题，将食物制成糊状或条状，使患者能更好进食，还要保证每日饮食菜品多样化，增进患者食欲，请营养科评估诊断，根据患者的需求，制订营养计划，配制肠内要素营养匀浆或冲剂，保证患者的营养需求。在放疗中，患者易并发食管炎、胃肠炎等，而出现口渴、咽干、心烦、尿黄、便秘等症状，导致毒素在体内蓄积，而纤维素是维持身体所必需的，故放疗后更应注意纤维素的摄入，以保持大便通畅，使各种治疗顺利进行。此外，在化疗过程中恶心和呕吐也是比较常见的反应。对恶心和呕吐除施行减压、药物治疗外，要辅以药膳食疗。对于不能自己进食的患者，需要将鼻饲或营养管置于胃或十二指肠，以达到输送营养液的目的。

2. 肠外营养　针对患者的实际身体状况，不能经口进食者，制订合适的营养液输送治疗方案。肠外营养液包括氨基酸、脂肪、糖类、微量元素、矿物质等在内的营养素，给患者提供足够的热量及人体组织或组织修复所需，对危重患者给予营养支持，随着患者身体状况的变化，慢慢调整营养液的输注量，最终保证患者体内营养成分能及时得到补充。

对于肿瘤重症患者的治疗，其最终目的是使患者生命体征得以恢复、身体状况转向康复、体内各项功能保持正常、减轻患者疾病痛苦、提高患者的生存质量及减少患者死亡等，而应用营养支持疗法治疗能使患者的各项治疗达到更好的临床效果，也能使各项护理达到更明显的效果。

六、心理护理

肿瘤患者的心理特点：肿瘤重症患者由于肿瘤治疗的时间较长，治疗费用较高等多方面因素的影响，常面临着死亡的威胁，心理压力比较大，多数存在焦虑和恐惧的心理，由于病情长期折磨，加之对医院陌生环境的不适应，以及放化疗所带来的不良反应，以及疾病转归差，对疾病的担忧，对未来的不确定，常表现为痛苦、焦虑、烦躁、情绪不稳定、缺乏安全感，更加重了其上述的心理问题，很容易出现一些悲观、厌世、甚至还会出现自杀的情况，此时护士应对患者的心理状态及时观察，对患者的心理状态进行评估。

1. 护理人员需要对患者及其家属进行心理疏导，鼓励患者表达自己的感受，对患者的恐惧表示理解。

2. 经常给予可以帮助患者减轻恐惧状况的言语性和非言语性安慰，如握住患者的手、抚摸患者等，在患者感到恐惧时，留在患者身边以增加其安全感。

3. 说话速度要慢，语调要平静，尽量解答患者提出的问题，给予患者及其家属足够的时间了解和探讨治疗方法，取得患者及其家属的信任。提供对患者有关医院常规、治疗、护理各方面的信息。

4. 在对重症肿瘤患者进行护理时，患者的负面情绪和心里抵触会严重影响临床抢救工作的展开和护理工作的顺利进行，危重患者常表现出强烈的心理抵触和严重的负面情绪。通过优质责任制护理，建立良好的护患关系，提高了治疗效果。

5. 鼓励患者休息好，以增强应对能力；指导患者使用放松技术如听音乐、缓慢的深呼吸、全身肌肉放松等，有效地避免因患者的消极心理影响身体功能，增加治疗难度的现象。

6. 护士通过与患者交谈，让患者将自己感到恐惧的前后讲述出来，通过有关知识的教育，纠正患者感知错误，或让其他病友讲述已成功对付了同样的恐惧情境，使患者增加安全感。给予精神安慰和鼓励，确保患者能够主动地接受治疗和配合治疗。

七、急救护理

当肿瘤危重患者病情突发变化时，应立即抢救，沉着冷静能够减轻患者和家属心理上的紧张恐惧感，立即呼叫医师，配合医师积极进行抢救。立即采取措施，如给氧、快速建立静脉通道、监测生命体征、保暖，必要时心肺复苏。医师到场后积极配合、正确迅速地执行医嘱，采集各种标本；协助联系相应的检查如床边心电图、X 线、B 超、CT，联系气管插管、除颤仪等事宜，严密检测机体生理、心理信息，监测体温、脉搏、呼吸、血压等生命体征的变化。

1. **应激性溃疡急救措施**　对于应激性溃疡发生大出血时，立即留置胃管持续吸引可防止胃扩张，并能清除胃内胃酸和积血，了解出血情况。冰盐水或血管收缩剂洗胃：冰盐水灌洗或血管收缩剂滴入，均可使黏膜血管收缩达到止血目的。胃肠道外用血管收缩剂：去甲肾上腺素 8mg 溶入 100ml 生理盐水中口服或滴入腹腔或做选择性动脉插管，每分钟注射 0.2U。垂体后叶加压输注胃左动脉内，持续 24h，出血停止后逐渐减量。如西咪替丁 400mg，每 4～6h 静脉滴入，调节胃酸 pH 至 4.0 以上。亦可用奥美拉唑，如用白眉蛇毒血凝酶、氨甲环酸、生长抑素等，效果更好。同时输血或补液，口服或经胃管给予云南白药止血治疗。

2.过敏反应急救措施　立即停止原液体，更换输液器，心电监护，持续吸氧，保持呼吸道通畅。必要时给予气管插管。如发生心房颤动，立即给予除颤；发生心搏骤停，立即给予心肺复苏，使用呼吸兴奋剂，如洛贝林、尼可刹米等。沙丁胺醇等气雾剂治疗，可缓解支气管痉挛、喉头水肿。肾上腺素可静脉给药或气管插管内给药。静脉补液可用于低血压的治疗，采取补液措施后仍无缓解可使用升压药物，如多巴胺、苯海拉明，由于该药可引起低血压，所以必须检测血压。皮质类固醇如地塞米松，由于作用缓慢，数小时产生效用。使用皮质类固醇是利用其延迟效应，但它们不是紧急情况下的急救措施的基础用药。

3.上腔静脉综合征（superior vena cava syndrome，SVCS）**急救措施**　①卧床、头抬高或半坐卧位、下肢下垂，吸氧，减少下肢静脉回流量，减轻患者的胸闷气促，教会患者有效咳嗽，协助翻身叩背。②限制液体及钠盐入量，监测水电解质平衡，检测生命体征，观察患者呼吸喘鸣音、颈面部及上肢肿胀的情况，根据病情，准确记录出入量，观察患者皮肤颜色、末梢血液循环等。③避免上肢输液及测量血压，禁用热水袋，保持皮肤清洁。④使用利尿药：呋塞米20～40mg静脉注射或肌内注射。⑤大剂量皮质类固醇（一般用3～5d）。⑥适当使用镇痛药和镇静药。⑦缺氧所致的高碳酸血症，常使血黏度增加，流动减慢，易形成血栓，可适当采用抗凝剂类药物。⑧饮食上给予高蛋白、高热量、富含维生素、低盐易消化饮食，禁食辛辣刺激性食物，同时少食多餐。

4.化疗药物外渗急救措施　常规配备化疗药物外渗、溢出防护箱。发生外渗立即停止输液，保留针头，回抽外渗药物；抬高患肢，超过心脏水平面。局封：地塞米松5mg＋利多卡因5ml，局部扇形封闭，可减慢化疗药物吸收和镇痛；冰袋冷敷局限受损区域48h，然后热敷。局部明显肿胀者可用硫酸镁湿热敷以消除肿胀；如已发生水疱，用无菌注射器将水疱内的液体抽出，保持皮肤的完整性，如发生溃疡应进行外科处理；待炎症急性期过后可理疗以促进恢复。

5.意识障碍的护理措施　处理原则为保持呼吸道通畅，维持生命，降低颅内压，根据引起意识障碍的原因和临床表现，积极做出对症和对因处理。评估意识障碍的程度，动态监测生命体征及瞳孔。

（1）病床安装床档，降低床的高度，将信号灯放在患者伸手可及处。如果需要约束患者，一定要使患者侧卧位，肢体应保持在功能位维护安全，不可平卧。预防发生意外伤害。

（2）维持合理的营养供给和水电解质的平衡。鼻饲患者给予静脉高营养，维持水电解质平衡，注意纤维素及水的供给。

（3）维持身体的清洁与舒适，尤其注意保持皮肤清洁、干燥，保持口腔清洁，观察有无感染。做好尿道、肠道护理。保护眼睛，预防角膜受刺激。戴隐形眼镜者，需取出浸入保护液中。

（4）维持适当的肢体活动，偏瘫，并按定时、定量、循序渐进的原则给予患者被动运动。

（5）记忆力障碍可能导致患者对事件和情境的错误感觉，必要时让患者对时间、地点、人和情境定位。

（6）如果患者有幻觉，直接用语言与患者谈具体的事情，避免使用手势；鼓励患者当发生幻觉时告诉工作人员，以便采取适当的措施。

八、疼痛护理

在晚期阶段，目前 50%～80% 的癌症患者有不同程度的疼痛，癌痛从生理、心理、精神和社会等多方面严重影响患者的生活质量，肿瘤患者的疼痛非常明显。在此过程中，护士应遵循常规量化全面动态评估原则，评估疼痛的一般情况（疼痛的程度、部位、性质、发作情况及并发症），对患者功能活动的影响、心理情绪的影响，以及患者对疼痛治疗的态度和治疗依从性，评估社会家庭支持系统在疼痛治疗控制中的作用。出现暴发痛、阵痛前后随时评估，并如实记录相关信息，及时将信息反馈给医师，依据疼痛治疗"三阶梯"用药原则实施镇痛，用药过程中严格执行麻醉药品管理制度，护理人员应全面评估患者，并与患者多沟通交流，多讲一些有意义的小故事，给予心理疏导，分散患者注意力。严密观察镇痛药的不良反应，出现不良反应及时通知医生进行处理，确保患者舒适、安全、无痛，提高生活质量。医护人员要告诉患者，治疗疼痛有很多的方法和手段，癌痛也可以得到满意的控制，患者无须忍痛，积极配合治疗疼痛，可以得到满意的缓解。

九、安宁疗护

安宁疗护的理念是由医生、护士、志愿者、社工、理疗师及心理师等人员组成的团队服务，为患者及其家庭提供帮助，在减少患者身体疼痛的同时，更关注患者的内心感受，给予患者"灵性照护"（该词源自我国台湾），让患者有尊严地走完人生最后一段旅程。

肿瘤内科危重患者往往病程较长，有时病情在一段时间内没有明显变化，特别是终末期患者疾病很难良好转归，有些家属选择放弃抢救。按时按质按量完成护理工作直到最后一刻，这也是对患者生命的尊重。关心患者，尽量满足患者提出的各项合理要求，关心爱抚患者，给予心理支持和疏导。解除患者的紧张、恐惧心理，尊重患者，保护隐私，并与家属沟通使患者得到亲情陪护。护理人员在掌握患者病情的基础上，应注意观察患者当前的生活状态与心理活动变化。加强对患者的心理健康宣教工作，必要时与患者进行一对一的交流，了解患者的忧虑所在，并积极解决，帮助其重塑战胜疾病的信心。

给予积极和全面的照顾，以控制疼痛和有关症状为重点，并关注心理及精神需要，维护患者的尊严和自主权，保证其身心舒适和安宁，协助患者安详离世。

肿瘤内科危重患者大多因病情进展伴多处脏器转移，伴有多发严重并发症，或是患者进入临终状态，要针对不同原因给予对应的护理。临床护理中，我们发现不但要做好患者的心理护理，同时要注重家属的人文关怀，与患者和家属建立良好的关系有利于患者的恢复，更有利于临床护理工作的开展。同时需要认真做好基础护理，减少护理并发症的发生，有利于肿瘤患者病情的恢复。肿瘤内科的护士尤其要在思想上重视危重患者的安全管理，不可放松对肿瘤危重患者的病情观察，平时需加强急救技能的培训、沟通技巧的学习，认真交接班，用专业的知识和技能帮助肿瘤内科危重患者度过人生最艰难的一段时间。

肿瘤重症患者的护理流程见图 12-1。

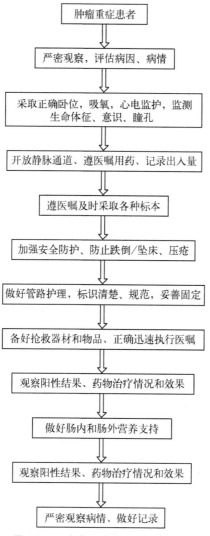

图 12-1　肿瘤重症患者的护理流程

（宋淑英　薛青梅　张　慧）